MON HYGIÈNE

OU LE SECRET

DE

VIVRE SANS VIEILLIR

PAR

UN OCTOGÉNAIRE

PARIS

E. DENTU, LIBRAIRE-ÉDITEUR

Palais-Royal, Galerie d'Orléans

1873

MON HYGIÈNE

OU LE SECRET

DE VIVRE SANS VIEILLIR

DIJON, IMPRIMERIE RABUTOT, DARANTIERE, SUCCESSEUR
Hôtel du Parc, rue Chabot-Charny.

MON HYGIÈNE

OU LE SECRET

DE VIVRE SANS VIEILLIR

PAR

UN OCTOGÉNAIRE

PARIS

E. DENTU, LIBRAIRE-ÉDITEUR

Palais-Royal, 17 et 19, Galerie d'Orléans.

1873

AU BIBLIOTHÉCAIRE QUI M'A INSPIRÉ LES MEILLEURS

DE MES SONNETS

ET DOIT EN PARTAGER LA GLOIRE

SI GLOIRE IL Y A

AFFECTUEUX HOMMAGE

L'OCTOGÉNAIRE.

AU DOYEN HONORAIRE

prenant possession de son 86ᵉ printemps

HUMBLE REQUÊTE

à cette fin d'obtenir la publication de son

SECRET DE VIVRE SANS VIEILLIR

SONNET

Ne dédaignez pas trop d'éclairer le vulgaire ;
La science est un bien qui se doit partager :
Que ferait un troupeau dépourvu de berger ?
Pour vivre bien portants que votre art nous éclaire.

Nous nous empresserons autour de votre chaire,
De tout vain empirisme évitant le danger,
Et d'un doute outrageant nous gardant d'affliger
Du sage Cornaro le digne et vrai vicaire.

Nous parlant d'après lui, vous ne pouvez errer ;
Notre siècle se meurt des poisons qu'il distille,
Il faut, sans nul retard, haut le lui déclarer.

Et que sans écouter la passion subtile,
Tous les cœurs, affranchis d'un orgueil indocile,
De vos dogmes sauveurs se laissent pénétrer.

LE BIBLIOTHÉCAIRE.

29 mai 1872.

PROLOGUE

—

Aucune pensée utile à l'humanité ne doit
être ensevelie dans la tombe. (*Insénescence
du sens intime,* par Lordat, 2ᵉ leçon, p. 32.)

Entrant d'un pied, sinon léger, du moins pas
trop lourd, en notre dix-huitième lustre, sans aucune infirmité, avec la vue, l'ouïe, le ferme toucher,
et ce qui nous est plus précieux, toute la fidèle
mémoire et l'active intelligence que nous avions à
quarante ans, nous nous considérons, au milieu des
ruines humaines dont le spectacle nous afflige,
comme un type d'heureuse longévité; et nous pensons que nos conseils, empruntant quelque autorité à

2

notre personne même, pourront exercer une salutaire influence sur nos petits-enfants et arrière-neveux ; sur quelques jeunes amis et nos très nombreux chers anciens élèves ; enfin sur tous ceux qui nous auront vu, trois quarts de siècle, courir un livre ou une brochure à la main les trottoirs inégaux et les lointaines promenades de notre ville, sans que .nos vives préoccupations scientifiques ou littéraires nous aient jamais jeté dans un perfide fossé ouvert de la veille, ou buté contre un malencontreux platane renversé le matin par un ouragan. Si notre espérance n'était pas déçue, cet irrégulier et très incomplet petit traité d'hygiène deviendrait mieux qu'un livre ; de même que le gros volume que nous venons de publier, — pour la pressante réforme d'une mauvaise institution de nos lois civiles et d'une jurisprudence à rebours de la raison, qui la rend plus mauvaise encore, — ce serait une bonne action ; et notre nouvelle témérité y trouverait sa légitime excuse, même vis-à-vis des honnêtes médecins naïvement convaincus que leur malade est mort, parfaitement guéri de la maladie dont ils le traitaient.

Nous ne prétendons pas d'ailleurs convertir tout le monde à notre restaurante diète lactée. Nous savons que l'on ne persuade guère que ceux qui sont déjà à moitié persuadés. — La puissance incarnée de la parole (Berryer), disait Royer-Collard,

n'a jamais déplacé un vote ; — qu'auraient pu notre
exemple et nos plus incisives réflexions sur cet im-
pénitent gastrolâtre qui, en proie à une goutte vengeresse, s'écriait en grinçant des dents : « Plutôt la
mort et l'enfer que l'abstinence ; » sur ce marquis
de l'ancien régime, parasite du régicide épicurien
archichancelier de l'Empire, se servant à plusieurs
fois avec une élégante et prodigue adresse d'un mets
exquis de nouvelle invention, et répondant au magnifique Amphitryon qui lui criait familièrement :
D'Aigrefeuille, vous allez vous donner une indi-
gestion — « Monseigneur, je le sais bien ? »

Mais il est bon nombre d'honnêtes gens qui se
repentent quelquefois d'avoir un peu trop cédé à
leurs instincts de gourmandise, et conçoivent d'autres
bonheurs, d'autres plaisirs que celui de manger et
boire ; qui après un sommeil lourd, inquiet, se disent
le matin : *Si j'avais soupé plus légèrement, j'aurais*
la tête mieux disposée au travail ; qui, dans les
maladives somnolences d'une digestion laborieuse,
regrettent d'avoir fait un trop copieux déjeuner ; qui
n'ont pas pour toute passion leurs intérêts d'estomac ;
qui préfèrent enfin les nobles satisfactions de l'esprit
et du cœur aux dégradantes sensualités de la bouche :
c'est à ces personnes-là seulement que nous nous
adressons. Il ne s'agira pour elles que de régulariser
un régime de sobriété qu'elles se seront accidentel-

lement imposé comme une nécessité du moment. Et bientôt, même au point de vue sensuel, ce ne sera plus pour elles un sacrifice ; l'habitude leur rendra le plus agréable au goût ce qu'elles auront reconnu le plus favorable à la santé. « Il n'y a dans la voie du bien de pénibles efforts que lorsqu'on en est au début. » C'est la remarque de Pythagore ; et philosophe n'a jamais mieux dit : *Experto crede Roberto.*

MON HYGIÈNE

Modicus ac temperatus cibus et carni
et animæ utilis est.

(S. Hieron., Ep. ad Rust. Mon.)

I

Ce qui importe à l'homme n'est pas d'étendre sa
vie mortelle au delà des limites que lui assigne la
nature ; lorsqu'il arrive au terme fatal, que lui reste-
t-il de ce passé plus ou moins long qui fuit sans
laisser de traces... de ces jours rapides qui ne re-
viendront plus ? C'est la première réflexion de Bossuet dans une profonde méditation de sa virile jeunesse sur la brièveté de la vie : « A l'heure où je ne
« serai plus, qu'importe le nombre de jours que

« j'aurai été ? Eussé-je vécu mille ans, en serais-je
« moins confondu avec ce qui n'est point [1] ? »

Et puis, que la vie, telle que l'a faite notre chute,
nous serait, indéfiniment prolongée à travers le
temps, lourde et difficile à porter ! La légende punit
de cette immortalité terrestre l'arrière-neveu de
Jacob qui aurait insulté aux souffrances du Sauveur.
Survivre à une bonne et sainte femme qui devait
nous fermer les yeux, à des enfants dévoués, à
d'affectueux petits-enfants, à tout ce qui pouvait nous
attacher à la terre, ne serait-ce pas en effet le sort de
ce malheureux Juif errant ? « Vivre longtemps, c'est
« survivre, » disait Gœthe avec le douloureux
accent d'une profonde tristesse [2].

Ce que nous devons nous proposer dans l'intérêt
de notre dignité, de notre bien-être même purement
physique, c'est de ne point devenir pour ceux qui
nous entourent un objet de pitié, de dégoût, d'horreur ; c'est surtout de frapper aux portes de l'éternité, avec toutes les hautes facultés morales dont
nous a doués une bienfaisante Providence ; c'est enfin
d'avoir alors une âme digne de partager la gloire et
le bonheur de Dieu même. L'épicurien Horace,

---

[1] *Choix de sermons de la jeunesse de Bossuet*, par
E. GANDAR, 2ᵉ édit., p. 5.

[2] Suivant Pline, la brièveté de la vie serait le plus grand
bienfait de la nature : *natura nihil hominibus brevitate
vitæ præstitit.* (Lib. VII.)

momentanément converti par son génie au spiritua-
lisme de Platon, l'a dit bien avant nous avec une
sublime précision :

> ..... Precor, integra
> Cum mente, nec turpem senectam
> Degere. ... [1]

L'homme qui ne met aucun frein à ses appétits sensuels, qui ne vit que pour leur donner une
honteuse satisfaction, et croupit dans la fange du
vice, sans qu'il lui reste même une instinctive volonté d'en sortir et une confuse idée de sa spiritua-
lité, aurait-il encore une âme ? Nous serions bien
tenté de répondre non ; nous ne voyons guère en vérité
qu'il soit moins animal qu'un bœuf, un âne, un
porc. C'est probablement en ce sens qu'une femme
d'esprit [2] disait qu'elle ne croyait pas à l'immortalité de toutes les âmes ; et qu'un philosophe chrétien [3] répondait à un fat affectant sur nos hautes

---

[1] Carmen xxxi, lib. I, ad Apollinem. — Mes vœux
se bornent à poursuivre noblement le cours de ma vie ; à
ne pas traîner une vieillesse misérable ; à conserver dans
la mort même mon âme tout entière. (Trad. de l'octogénaire.)

[2] Madame DE GIRARDIN, *Lettres parisiennes.* — « Du
moment où, comme les animaux, dit le docteur Devay, l'on
ne vit que pour manger, c'en est fait de l'existence caractéristique de l'homme, de la vie intellectuelle et morale ;
l'homme est réduit à la condition des brutes. » (*Hygiène
des familles*, t. 1er, p. 379.)

[3] FUSELI, *ap.* Bulwer, *Nouveau Phédon.*

destinées un scepticisme impie : « Je ne sais pas si
« vous avez une âme, vous ; mais je sais par Dieu
« bien, moi, que j'en ai une ; et si ce n'était la cha-
« rité universelle de la foi, il me serait en effet
« difficile d'être persuadé que ce titre d'immortalité
« nous est commun. »

Cependant, miséricordieux jusque dans sa justice,
Dieu ne frappe pas d'un anéantissement vengeur
l'âme qu'il a créée pour être immortelle ; au dire de
bien des théologiens, d'ailleurs orthodoxes, le néant
succédant à la vie serait une peine pire que l'enfer
même. L'enfer, suivant eux, tout terrible qu'il est,
paraît encore un bienfait de la Providence ; car
souffrir, c'est vivre :

> Ce philosophe altier, je l'entends qui murmure :
> Quoi ! tout entier des vers je serais la pâture !
> Du plus vil animal je subirais le sort !
> Dieu quelques jours, et puis une éternelle mort !
> L'enfer plutôt, l'enfer est encor une vie [1].

Triste vie, hélas ! Travailler à l'éviter, n'est-ce
pas vraiment conserver son âme ? Ainsi, dans un
sens vrai, c'est à la conservation, mieux encore, au
perfectible progrès de notre âme même, qu'il faut
que nous tendions de tous nos courageux efforts.
« Il semble, dit l'auteur précité, que l'âme produise

[1] Epîtres philosophiques du marguillier : *Protestantisme
et catholicisme.*

« elle-même ses plus belles facultés : l'espérance, la
« foi. »

Mais l'homme moral est, par des liens mystérieux,
étroitement uni à l'homme physique ; et pour élever
l'un, l'on ne doit pas permettre que l'autre décroisse ;
l'homme, tout à la fois esprit et matière, ne peut
dégénérer dans sa constitution physique, sans amoin-
drir sa constitution intellectuelle et morale : « Il ne
« faut pas se méconnaître, dit Pascal ; nous sommes
« corps autant qu'esprit. » Dès lors la santé du
corps est une condition normale de celle de l'esprit ;
la saine vigueur de celui-là s'étend à celui-ci et
l'aide à s'affranchir de passions dégradantes. « Dans
« un corps bien équilibré, dit en prose technique le
« poëte spiritualiste de l'époque [1], la volonté est
« plus ferme, la raison plus lucide. » *L'âme et le
corps unis par une étroite couture*, avait dit Montaigne, *s'entrecommuniquent leurs fortunes*. Comme
l'avait déjà fait entendre saint Jérôme dans l'épître
où nous avons puisé notre épigraphe , ce qui nuit
ou profite à l'un, nuit ou profite à l'autre. Aussi Platon
voulait-il qu'on prît le même soin et du corps et de
l'âme, qu'il considérait comme deux coursiers
attelés au même char. C'était certainement encore
la pensée de Montaigne, lorsqu'il écrivait : « Ce n'es

---

[1] LAPRADE, *l'Education homicide.*

« point une âme, ce n'est point un corps que l'on
« dresse ; c'est un homme. » — C'est pourquoi nous
donnerons d'abord nos préceptes d'hygiène au point
de vue physique.

II

Tibère, à qui Tacite a fait une si mauvaise répu-
tation, mais qui n'était pas un sot, disait en forme
d'apophthegme : « Celui-là n'est pas digne de vivre,
« qui, à trente ans, n'est pas son médecin. » Nous
sommes de son avis, et nous abrégerions même
l'apprentissage. Mais en quel sens le sententieux
empereur entendait-il être son médecin ? En proie
à une fièvre muqueuse ou typhoïde, au choléra ou à
la variole, aurait-il eu la prétention de juger lui-
même de la nature du mal et d'appliquer le topique
qui pouvait le délivrer de ses mortelles étreintes ?
Non, assurément ; il aurait appelé, ou l'on aurait
appelé pour lui, l'homme au savant diplôme ou le
charlatan de la rue ; et c'eût été, comme ce serait
encore aujourd'hui, le parti le plus sage. Non qu'il
n'y eût à craindre ici de terribles mécomptes ; mais
nous croyons que la guérison a quelques chances de
plus dans l'intervention de cet auxiliaire, que dans un
complet abandon aux occultes efforts de la nature [1].

[1] D'après une statistique médicale, la mortalité serait

— Lorsqu'un homme gît sur un lit de douleurs, disait au grand-duc de Florence son premier médecin en titre, c'est comme une lutte entre le malade et la maladie. L'on appelle pour vider la querelle un tiers qui vient, un épais bandeau sur les yeux, armé d'un menaçant bâton. Si cet aveugle intervenant, remplissant son office, s'égare sur le pauvre malade, il le tue impitoyablement, à moins que le bâton ne soit une menue et inoffensive baguette (un remède anodin); mais il se peut que le terrible coup décisif frappe le mal même; et alors tout est pour le mieux; le malade est sauvé. —

C'était, après deux ou trois grands-aïeux qui l'avaient précédé dans la carrière, l'idée que s'était faite de son art notre très honoré père, docteur en médecine et en chirurgie de la Faculté de Montpellier. Nous nous rappelons que comme on le complimentait un jour sur une cure extraordinaire qui avait fait crier au miracle toute sa petite ville, et confondu de savants confrères ayant d'une voix unanime condamné sans rémission le malheureux malade à mourir dans la nuit, il répondit ingénuement : « Eh! mon Dieu, veuillez un peu modérer vos éloges

d'un sur deux pour les malades abandonnés à eux-mêmes; tandis qu'elle ne serait que d'un sur sept pour les heureux protégés de la médecine savante; — mais cette statistique suppose que la maladie a été bien connue et convenablement traitée. (RÉVEILLÉ-PARIZE, *Hygiène des hommes de lettres*, t. 1er, p. 37.)

flatteurs : lorsque j'ai administré au patient dont on sonnait l'agonie, la potion hippocratique qui l'a tiré d'un si mauvais pas, je prévoyais bien une violente crise ou réaction dans cette *anima vilis;* mais quel en serait le résultat? où tomberait ma lourde massue? C'était, à mes propres yeux, un véritable coup de dés. — Il fallait bien tenter quelque chose pour ce père de famille désespéré de l'arrêt brutalement prononcé en sa présence même par la docte Faculté [1]. »

[1] Ce double docteur provincial, opérateur très hardi (à peine muni de son diplôme, il opéra de la pierre un vieux confrère au lit de mort, et lui donna par son habileté jugée très téméraire dix années de vie et de santé), était comme médecin d'une circonspection extrême, et ne recourait à l'apothicaire que lorsqu'il y voyait une extrême nécessité. — Dévoué à la chirurgie dont il prévoyait et voulait hâter les progrès, il semblait avoir peu de confiance dans la stationnaire médecine, qui était pour lui tout entière dans un Hippocrate relié en veau et doré sur tranche qu'il nous a transmis et que nous avons pieusement conservé. — Notre excellente mère accourait-elle lui dire tout en émoi : *Nos enfants sont malades, sérieusement malades!* — *Donnez-leur de l'eau sucrée, s'ils veulent en prendre,* répondait-il en courant à son hôpital, où l'attendait quelque jambe à couper ou quelque tête à trépaner ; et il n'a jamais formulé pour nous une autre ordonnance. Lui-même est mort dans sa soixante-dix-neuvième année d'un flux hémorrhoïdal (dont notre régime l'aurait sauvé), au jour précis qu'il avait indiqué six mois d'avance, sans avoir jamais pris d'autre remède que de l'eau passée sur du marc de café.

Aujourd'hui que nous n'avons plus guère de Purgon ou de Thomas Diafoirus, c'est ainsi que se traitent, eux et toute personne qui leur est un autre soi-même, beaucoup

Ce n'était pas certainement cette aveugle et hasardeuse médecine dont l'avisé Tibère faisait l'expérience sur lui-même ; sa médecine n'était autre que notre hygiène qui fait mieux que guérir, et que dans nos habitudes de jurisconsulte — *a definitione proficiscendum* — nous définirons : L'art de prévenir une imminente maladie (un mal à l'état dynamique, pour parler la langue médicale), ou d'en arrêter le progressif développement par un régime austère prudemment approprié au tempérament du sujet.

Une maladie, nous insinue l'oracle de la médecine, a toujours des avant-coureurs qui en annoncent l'invasion et en indiquent le traitement préventif

de savants médecins. « *Faites diète et promenez-vous*, disait à un ami indisposé le directeur d'une école de médecine. — *Quoi ! pas autre chose ? — Quand je suis malade, c'est toute ma médecine. — Et pourquoi donc alors ces belles ordonnances que vous prodiguez à vos clients ? — Que voulez-vous ? nous ne pouvons pas, moi surtout, gâter le métier.* (Historique.) — Nous ne dirons donc pas des médecins ce que disait Sénèque des philosophes stoïciens : « *Qui cum dixerint quid faciendum est, probant faciendo.* »

Boerhaave, à qui l'on rendait sans hésitation une lettre adressée de la Chine à *l'illustre médecin de l'Europe*, avait laissé, dit-on, un volume richement relié : *Des plus beaux secrets de la médecine*, portant au frontispice : « Tenez-vous la tête fraîche, les pieds chauds, le ventre libre, « et moquez vous de la médecine. » — Tout le reste était en blanc.

Tomber aux mains des médecins serait, d'après *Jésus fils de Sirach*, la première peine du péché : « *Qui deliquit in conspectu ejus qui fecit eum, incidet in manus medici.* » (Ecclésiastiq., XXXVIII, 15.)

ou répressif. *Non enim de repente morbi hominibus accedunt ; sed paulatim collecti acervatim
apparent.*

Mais quel sera ce régime austère? Rien de plus
simple : abstenez-vous de ce qui d'ordinaire vous
aura plus ou moins incommodé ; et par opposition
préférez et prenez modérément ce que vous aurez
reconnu le mieux convenir à vos organes.

Toute notre médecine préventive est dans ce
double précepte que nous empruntons au célèbre
traité des devoirs : *Valetudo substentatur notitia
sui corporis, et observatione quæ res aut prodesse
soleant aut obesse* [1]. Cicéron ajoute comme développement de sa pensée : *Continentia in victu
omni et cultu, corporis tuendi causa, et prætermit-
tendis voluptatibus ;* c'est sur quoi nous insisterons
nous-même plus tard ; et il termine en disant : *Pos-
tremo arte eorum, quorum ad scientiam hæc per-
tinent* (par l'habileté des savants auxquels il appartient d'en décider). Sans doute, si vous avez à craindre
de mal juger de votre état de santé, si vous hésitez
sur le régime qu'il vous convient de suivre, vous
ferez bien d'en conférer, en lui donnant voix consul-

---

[1] Cicéron, *De officiis*, lib. II, c. xxiv, *De curatione valetu-
dinis et pecuniæ*, n° 86. — La connaissance de son tempérament et un régime qui lui convienne ;.. la sobriété et les
mœurs ; au pis aller les secours de la médecine ; voilà les
moyens de conserver sa santé. — (Traduct. de l'auteur.)

tative, avec un habile du métier, homme d'esprit, pas trop entiché de sa science. C'est ce que faisait Molière lui-même. Comme Louis XIV s'enquérait de lui, s'il avait un médecin : « Certainement, Sire, j'en ai un ; quand je me sens mal à l'aise, je le fais prier de venir me voir ; il accourt aussitôt laissant là sa plus fervente clientèle ; nous causons de mon mal. Il lui échappe à travers ses doctes aphorismes quelques observations sensées, quelques saines réflexions dont je fais mon profit. La conférence terminée, il m'écrit une longue ordonnance ; l'apothicaire en grande tenue m'apporte solennellement les remèdes ordonnancés ; je ne les prends pas, et je guéris. »

C'est ce que nous avons nous-même constamment pratiqué. Sommes-nous plus ou moins gravement indisposé, il faut bien recevoir le jeune médecin ami de la maison, qu'appelle à la hâte un inquiet dévouement, et recevoir ses pilules purgatives de la main de l'honnête pharmacien. Notre docteur nous faisant sa visite le lendemain : Comment vous trouvez-vous, mon cher malade ? — Mais pas trop mal, mon cher docteur. — Eh bien ! médirez-vous toujours de ces pilules qui vous ont sauvé ? — Eh ! mon Dieu, je vous confesserai qu'elles sont encore toutes dans la petite boîte que voici, dont j'ai religieusement respecté l'élégante enveloppe ; j'ai pensé que c'était assez pour cette fois d'être souffrant de la maladie sans l'être encore du remède. Mon attentive ménagère m'a fait prendre, pour préparer les voies, une de ses infusions de violette, fleur d'oranger ou tilleul ; je ne sais laquelle ; je suis allé, là-dessus, me promener en notre beau parc ; de retour, je me suis restauré d'un léger bouillon de poule ; j'en ai fait autant le soir ; j'ai bien dormi ; et je me suis levé en état de reprendre mes travaux habituels..... Je garde précieusement vos merveilleuses pilules pour ma prochaine indisposition.

Nous n'en avons pas autrement usé avec les médecins mêmes de la capitale. Nous trouvant, il y a quelque quarante ans, à Paris, nous eûmes la pensée d'aller demander à la médecine homœopathique, alors dans tout son éclat, ses conseils sur une perte de sang héréditaire, d'abord périodique, puis presque continue, que le docteur, notre jeune ami, considérait comme une garantie de bonne santé, mais qui nous était parfois, sinon douloureuse, du moins fort incommode. Nous nous disions d'ailleurs qu'en s'aggravant, cette sécrétion anormale finirait par nous épuiser ; nos forces digestives devaient par l'âge devenir insuffisantes à nous rendre les esprits vitaux que nous perdions ainsi, de deux jours l'un, régulièrement et très abondamment, sans presque nous en apercevoir. Le grand homœopathe, le docteur Pétroz, qui nous parut doué d'un spirituel et fin bon sens, fut de notre avis ; et il ajouta : « L'on n'a jamais trop de sang ; —le sang, c'est le trésor de la vie, — disait le père de la chirurgie française, le bon, le judicieux Ambroise Paré ; mais l'on peut avoir à lui donner une meilleure direction ; et c'est ce que ma médecine va faire pour vous de la manière la moins hasardeuse et la plus expéditive. Toutefois, avant de prendre mes dix ou cent millionièmes de poison en de petits paquets coquettement étiquetés que va vous remettre mon habile et prudent pharmacien, il faut que vous vous soumettiez pendant un mois à mon régime que voici ; et je vous conseille, comme rien ne presse beaucoup, de ne le commencer que lorsque vous serez de retour en votre provincial manoir ; il est incompatible avec la vie épicée de Paris. » Jetant les yeux sur sa feuille de prescriptions lithographiée, nous remarquâmes tout d'abord que nous aurions, pour nous y conformer, à détremper notre vin de Bourgogne de sept huitièmes d'eau. «Voilà, lui dîmes-nous, une boisson bien fade; si, comme Cambronne [1], nous ne buvions que de

---

[1] Cambronne, qui faisait alors grand bruit, avait eu, excellent soldat d'ailleurs, la funeste habitude de s'enivrer. A la suite d'un de ces déplorables excès, il avait gravement insulté un officier supérieur, et un conseil de guerre l'avait condamné à être fusillé dans les vingt quatre heures. Son colonel, qui l'estimait et l'aimait, va le trouver dans son cachot et lui dit : « Vous avez, Cambronne, commis une grosse faute ; mais vous ne pouvez mourir ainsi; vous devez votre sang à la patrie ; promettez-moi de ne plus vous enivrer, et j'obtiens votre grâce , ou je perds mes épaulettes.

l'eau, cela serait plus sûr, et, au point de vue gastronomique, nous le préférerions. — A vos souhaits ! mon régime ne peut qu'y gagner. — Eh bien ! nous voilà parfaitement d'accord ; et votre ordonnance hygiénique nous sera aujourd'hui même la carte du restaurateur. »

C'était à peu près l'habituel menu de la table paternelle ; et interdire à la cuisinière l'ail, l'échalotte, le poivre..... était pour nous une vieille tradition de famille. Nous nous rappelions avoir vu notre vénérable aïeul, le plus inoffensif des hommes, jeter, furieux, à la tête de sa vieille cuisinière, un superbe gigot, bien cuit à point, d'où s'était, sous son grand

---

— Mon colonel, répond Cambronne, ne plus m'enivrer ! cela est impossible ; j'ai mérité mon sort ; je le subirai. » Puis voyant venir les larmes aux yeux du bon colonel : « Je reviens sur ce que j'ai dit ; mais je ne vous promettrai pas de ne plus m'enivrer ; je vous jurerai de ne plus boire de vin. — Quoi ! vous ne boiriez plus que de l'eau! — Oui, je vous jure de ne plus boire que de l'eau ; cela me sera plus facile que de ne pas m'enivrer en gardant l'usage du vin et des liqueurs. »

Quelque dix ou douze ans s'écoulent ; le colonel est devenu général, et de graves blessures l'ont contraint à prendre sa retraite ; Cambronne commande, lui, la garde impériale. Celui-ci passant avec son corps près du château où vit en grand seigneur son ancien colonel, saisit avec empressement cette occasion de lui donner un nouveau témoignage de sa reconnaissance. Il est reçu à bras ouverts comme un ami, et un somptueux repas lui est offert, où abondaient les vins les plus délicats des crus les plus célèbres. — Cambronne ne reçoit du valet qui le sert, en son verre sans tache, que le liquide incolore de la carafe blanche : *Eh*

couteau à découper, exhalé un acre parfum d'ail,
quoique le tubercule empoisonneur en eût été artificieusement retiré avec le soin le plus minutieux ;
l'amour-propre de l'artiste avait vainement tenté de
tromper l'odorat du médecin. Nous aurons à revenir
sur ce régime de la médecine homœopathique dont
nous avons fait, à peu près, notre hygiène. Tout ce
que nous avons à en dire ici, c'est que six brèves
semaines d'une alimentation, qui était d'ailleurs dans
nos goûts de sobriété, nous ont délivré de nos éner-
vantes sécrétions sanguines ; et cela sans que nous
en ayons éprouvé aucune inquiétante indisposition,
ressenti aucune fâcheuse incommodité ; nous n'avons
eu ni pesanteur de tête, ni embarras de cerveau, ni
éblouissements ou étourdissements, ni saignements
par le nez, ni enfin commencement d'obésité.

quoi ! mon commandant, lui dit son hôte étonné, *vous me
ferez l'injure de repousser le vin de l'hospitalité, et le
meilleur que j'aie en mon riche cellier ! — Eh quoi !
mon général,* lui répond Cambronne, *vous me feriez man-
quer à mon serment ! Avez-vous oublié que je vous ai
juré de ne boire que de l'eau ?*

Ainsi le courage le plus énergique peut très bien s'allier
avec les plus sévères habitudes de sobriété. — Si Cambronne
n'a pas dit dans les termes académiques que lui prêtent nos
Thucydides : *La garde meurt et ne se rend pas,* ou ce qui
serait peut-être mieux : *La garde ne se rend pas, elle
meurt,* il l'a écrit sur le champ de bataille de Waterloo
avec son épée et son sang.

Le hardi guerroyeur, Charles XII de Suède, ne buvait
que le l'eau. — (NOIROT, *Art de vivre longtemps,* VIII,
p. 137.)

Le sang, comme nous l'avait annoncé le docteur Pétroz, avait-il pris chez nous une meilleure direction? Nous croirions plus volontiers qu'avec nos déjeuners de pur laitage, nos dîners de blancs de poulets, nos collations de fruits, nous en faisions beaucoup moins; ce qui est encore plus rassurant contre les apoplexies.

Quant aux coquets menus sachets d'inoffensifs poisons, nous les avons encore tous, en compagnie des allopathes pilules purgatives, au service de nos amis; et nous ne les leur conseillerions pas, quoiqu'ils pussent avaler toute la pharmacie d'où elles sortent sans s'en apercevoir. — Il n'est pas de substance alimentaire parmi les plus saines qui n'ait son dix ou cent millionième de poison. — Mais nous leur conseillerions encore moins les pilules rivales qui ont, pour n'en citer que les plus célèbres victimes, littéralement empoisonné Machiavel, Leibniz, notre désopilant comique Regnard; d'où la populaire synonymie : Φόρμακον, *venenum* [1].

III

Chacun devant, comme on l'a sans doute compris, se faire à lui-même son hygiène ou médecine pré-

---

[1] REVEILLÉ-PARIZE, *Hyg. des gens de lettres*, t. II, p. 91, 92.

ventive, il ne saurait y avoir, à proprement parler,
une science hygiénique. Comment, en effet, serait-il
possible de trouver un corps de doctrine en des prescriptions variables à l'infini, non seulement d'un
individu à l'autre, mais dans le même, d'une année
à la suivante ? C'est ainsi qu'il peut bien y avoir des
philosophes *éclectiques*, c'est-à-dire des philosophes
jardinant dans toutes les philosophies et y prenant
ce qui leur convient, mais point de philosophie
éclectique.

Cependant il est quelques préceptes qui peuvent
et doivent s'appliquer à tous les tempéraments et à
tous les âges. — Tel est celui de ne manger que
dans la plus stricte mesure de ses forces digestives,
et de rester beaucoup en deçà plutôt que d'aller
tant soit peu au delà. — La célèbre école de Salerne, dans la docte et solennelle consultation
qu'elle a délibérée en corps et formulée en vers
latins pour l'intempérant roi d'Angleterre, insiste
particulièrement sur ce point :

Pone gulæ metas ut sit tibi longior ætas [1].

Suivant des calculs qui ne sont pas sans doute
d'une exactitude mathématique, mais qui ne pa-

---

[1] Si tu veux ici-bas vivre plus longuement,
Modère avec prudence un appétit gourmand.
                    (*Traduction de l'octogénaire.*)

raissent point très exagérés, *un homme opulent, enclin à la bonne chère, prendrait* QUARANTE FOIS *plus d'aliments qu'il n'en aurait rigoureusement besoin* [1].

Voyez un peu le menu de Louis XIV dans un régime de diète, d'après le journal de sa santé tenu par son premier médecin Fagon, qui étant, à ce que dit son ami Fontenelle [2], d'une extrême sobriété, semble penser qu'il n'y avait pas d'excès dans cette alimentation diététique du grand roi : « Le roi, dit « l'habile et discret historien de sa santé, étant fati- « gué et abattu, fut contraint de manger gras ven- « dredi, et voulut bien qu'on ne lui servît à dîner que « *des croûtes, un potage aux pigeons, et trois pou-* « *lets rôtis dont il mangea quatre ailes, les blancs* « *et une cuisse.* Le lendemain, il n'y eut *de plus* « *qu'une volaille* [3]. »

---

[1] RÉVEILLÉ-PARIZE, ouv. précité, chap. VII, art. 11, t. II, p. 245.

Ce n'est point d'ailleurs ce que l'on mange, mais ce qu'on digère, qui nourrit. C'est certainement ce qu'a voulu faire entendre le judicieux Sanctorius, en formulant ce principe : *Qui comedit magis quam oportet, alitur minus quam oportet* (aph. 54) ; — qui mange plus qu'il ne peut digérer se nourrit moins qu'il ne faut. — C'est sans doute en ce même sens qu'un autre médecin hygiéniste a dit que *celui qui mange peu, mange en effet beaucoup.* — Voilà aussi pourquoi une mastication lente et parfaite accroît l'alimentation en favorisant l'action digestive.

[2] RÉV.-PAR., ouv. préc., t. II, p. 363, 364.

[3] *Journal de Santé de Sa Majesté,* de 1652 à 1711, par son premier médecin FAGON, p. 304.

C'était en 1708 ; Louis XIV avait alors soixante-dix ans.

Et voici, au témoignage *de visu* de la princesse Palatine, duchesse d'Orléans, quel était son normal ordinaire :

> Quatre assiettées de soupes diverses ;
> Un faisan entier ;
> Une perdrix ;
> Une grande assiettée de salade ;
> Du mouton au jus et à l'ail ;
> Deux fortes tranches de jambon ;
> Une assiettée de pâtisseries ;
> Des fruits et des confitures.

Qu'on se figure un second repas non moins varié et abondant ; plus un solide déjeuner de pâté chaud et d'œufs cuits durs que Louis XIV et son royal frère aimaient par dessus tout ; plus une collation au coucher de pâtisseries et de confitures ; enfin un *en cas* de volaille froide pour la nuit, et qu'on dise si un quarantième de ce formidable menu ne suffirait pas aux pressants besoins d'un estomac vulgaire. Une fraction d'un dixième serait aujourd'hui pour tous, nous le croyons, un très confortable régime [1].

---

[1] Louis XV, qui ne valait pas son aïeul, semblerait avoir continué les mêmes traditions hygiéniques ; une chronique du temps dit *qu'en deux repas il mangeait plus de*

Et cependant, disons-le à l'honneur du grand roi, il devait passer pour sobre, lorsque l'on comparait le service de sa table à celui des tables bourgeoises de son temps. D'après le *maistre d'hôtel* d'un sieur de Lune, de l'an 1662, un repas *moyen* pour *douze* personnes devait régulièrement se composer de quelque cent ou cent vingt plats (strict nécessaire : CENT UN), sans compter le dessert. Il fallait, pour satisfaire aux appétits de ces douze parents et amis, *quinze potages petits et grands* (aux cailles, aux poulets, aux crêtes de coq, aux pigeons ramiers, aux sarcelles, etc.) ; autant d'entrées *petites et grandes* (boudin blanc, poulets désossés..., quartier de veau, cochon de lait...) ; un rôti pyramidal de cent neuf quadrupèdes et volatiles [1]. — Et

viandes que ne le ferait en toute une semaine *un homme d'une constitution ordinaire.* — (Nouvelles à la main, février 1738. Lettre de Madame de Ventadour, du 15 octobre, dans les *Mémoires du duc de Luynes*, t. II, p. 281.)

[1] En voici le détail précis, qui nous semble assez curieux pour être conservé à la postérité :

Grande longe de veau de rivière	1
Trois faisans	3
Trois poulardes grasses. . . .	3
Douze pigeons de volière . . .	12
Douze poulets de grain	12
Six lapereaux de garenne . . .	6
Douze perdreaux	12
Deux douzaines de cailles . . .	24
Trois d'ortolans	36
	109

En face de ce colossal rôti, celui de Boileau (dans sa

dans le compte du menu, cela ne faisait qu'un seul plat. Enfin (à l'exemple du *maistre d'hôtel*, nous laissons de côté le dessert qui était innombrable, et, bien qu'en dehors de l'office du cuisinier, avait encore, outre des fruits et confitures, de gigantesques et solides pâtisseries), quelque soixante ou quatre-vingts entremets ; — et quels entremets ! (Langues de porcs, rognons de bélier, omelette de jambon, foye gras en ragoust…!) — Le cuisinier royal et bourgeois de 1690, dans sa grave préface, appelle cela *un hommage rendu à la main libérale du Créateur, et un nouveau titre de gloire mis à côté de tous les autres qui font de la France la reine du monde* [1]. — Assurément l'Harpagon de Molière était dans le vrai, lorsqu'à l'énumération par son maître Jacques des mets de son festin de noces, — énumération si plaisamment interrompue

satire du *Diner ridicule*), que nous trouverions plus que suffisant pour douze convives, devait, indépendamment du tour de broche de trop aux pigeons et du fumet suspect des lapins, paraître en effet d'une mesquinerie ridicule. *Un lièvre, six poulets, trois lapins, six pigeons, un cordon d'alouettes*, qu'était-ce que cela en 1665 ?

[1] Messire de Lune entendait sans doute justifier ainsi le privilége qu'avait un maître d'hôtel de servir ces monstrueux festins sans déroger à la noblesse, l'épée au côté et le chapeau sur la tête, ayant seulement sur l'épaule la serviette, signe démonstratif de son office. — Cela nous explique Vatel et sa fin tragique. — Mais il pouvait bien aussi y avoir là une protestation contre la décadence dont la détresse croissante des familles même princières menaçait alors (1690) ces profusions pantagruéliques.

par le grotesque reproche : *Traître, tu manges tout mon bien,* — il prétendait qu'il y avait là « pour traiter une ville entière. »

Personne ne s'étonnera qu'avec une telle alimentation l'on eût besoin tous les mois d'une forte saignée et d'une double ou triple purgation, et que malgré ces puissants exutoires avec *lavements anodins, décoctions de miel violat, catholicon double* [1], etc., l'on fût, comme le dit Fagon de son auguste client, affligé de *tumeurs, fistules, engorgements, dérangements d'intestins,* etc. [2].

Et nous savons par le plus violent et le plus acharné de ses détracteurs, que Louis XIV, en proie à ces douloureuses infirmités et à de sombres vapeurs, ne s'est cependant jamais relâché de son travail assidu, de sa constante application, de son énergique fermeté, ni même de sa noble égalité d'humeur et de sa majestueuse bienveillance. — L'on ne savait ce qu'il fallait le plus admirer, du roi qui faisait si bravement son métier de malade, ou du malade qui remplissait avec tant de courageuse majesté son office de roi. — Si ces hautes qualités ne constituent

---

[1] Ainsi appelé de la multitude d'ingrédients qui composaient ce remède propre à purger toutes les humeurs.

[2] Le reproche que faisait aigrement à son royal amant Madame de Montespan, détrônée par Madame de Maintenon, d'avoir été dix ans infectée par la plus puante des haleines, était probablement fondé. — L'innocente dame de la Vallière croyait que c'était l'état normal du sexe masculin.

pas le grand homme, elles témoignent au moins d'un
grand roi. Que n'aurait pas été, avec les sages prescriptions d'un médecin moins courtisan [1], ce trente-
six ou trente-septième arrière-petit-fils de Hugues
Capet, qui sans capitaines, sans soldats, sans mi-
nistres, sans argent, a, par la seule force de son in-
domptable volonté, lutté victorieusement contre toute
l'Europe coalisée (c'est ce que dit en ces termes
mêmes le duc et pair Saint-Simon, dans les seules
belles pages de ses vingt pamphlétaires gros volumes),
et est sorti triomphalement d'une épreuve mortelle,
trois nouveaux sceptres à la main [2]? Il aurait encore certainement occupé son trône douze ou quinze
ans [3], et nous aurait épargné une régence cor-

---

[1] Fagon, homme de cœur et de sens, noblement désinté-
ressé, y mettait encore quelque demi-franche dignité, tout
ébloui qu'il était de cette *incomparable majesté*; mais
l'avide Vallot, l'insatiable d'Aquin, dont les convoitises et
les exactions fatiguèrent Louis XIV lui-même, avaient dépassé toutes les bornes d'une ignoble et lâche courtisa-
nerie. — Croirait-on que, lorsque le grand roi était au plus
fort de ses amours adultères, de ses grands dîners de Versailles, de ses prodigieux galas de Marly, ses premiers médecins ne trouvaient pas d'autre explication à ses colossales
indigestions, à ses phénoménaux flux de ventre et à ses
vertiges et tournoiements de tête, que *l'affection et l'assi-
duité avec lesquelles Sa Majesté continuait ses soins aux
affaires de l'État ?*

[2] L'Espagne, Naples, le Nouveau Monde.

[3] Saint-Simon nous apprend que Louis XIV fut, à sa mort,
reconnu d'une constitution si forte et si saine, qu'on jugea
qu'il aurait vécu plus d'un siècle, sans les fautes qui lui
mirent la gangrène au sang.

ruptrice, et peut-être bien d'autres honteux et sanglants désastres.

IV

Nous mangeons sans doute généralement beaucoup moins que nos robustes aïeux du dix-septième siècle.

Hélas! nous n'avons plus l'estomac de nos pères,

a dit notre frugal poëte gastronomique avec un accent de regret qui n'était probablement pas dans sa pensée (le spirituel Berchoux était d'une sobriété cénobitique); et cependant nous mangeons encore beaucoup trop, de l'avis unanime de nos médecins hygiénistes. *L'homme civilisé*, dit un rapporteur général, *consomme, surtout en matières animales et en liquides alcooliques, bien au delà de ce qui conviendrait pour le salutaire entretien de sa santé* [1]; et nous ne croyons pas que l'homme, mystérieusement frappé de cette mort morale appelée la *vie sauvage*, soit plus sobre, témoin le rapide anéantissement de ces peuplades américaines, auxquelles nous avons fait le funeste présent de nos homicides boissons de luxe; ce qui du reste nous importe peu, car nous n'avons pas la prétention d'é-

____

[1] *Art de vivre longtemps,* par le docteur NOINOT, VII et VIII.

crire pour cette malheureuse humanité, qui semble tombée au-dessous de l'animal ; nous laisserons ce soin aux Jésuites, si odieusement persécutés en Europe. Ils l'ont déjà fait avec un succès qui ne leur a valu, à eux, que des proscriptions courageusement subies.

Mais ne nous jetons point de Charybde en Scylla ; en d'autres termes, ne passons pas d'un excès à un autre ; ne mourons pas, comme le célèbre ministre de Lyonne, d'une diète systématique. L'alimentation doit être suffisamment réparatrice. Quelle en sera la juste et saine mesure ? voilà ce qu'il faut, en dehors de tout système, s'attacher à reconnaître.

Suivant Hippocrate, dont l'autorité sera toujours très grande, — la science médicale n'ayant depuis lui fait en avant aucun pas notable, et ne paraissant pas disposée à entrer dans une voie vraiment progressive, — *pour se bien porter, il faut, en mangeant, toujours rester sur son appétit.* Mais à quel relai s'arrêtera-t-on ? Et pour parler sans figure, que sera-ce que rester sur son appétit ? Comment reconnaîtra-t-on qu'une bouchée de plus lui donnerait une trop pleine satisfaction ?

Si pour vivre en bonne santé et longtemps, s'était dit un vieillard d'ailleurs gai et spirituel (un M. de Chazal, ami de notre moraliste Joubert et médecin officieux de tout le monde), *nous devons tou-*

*jours nous tenir en appétit, il n'est qu'un moyen
infaillible d'y parvenir, c'est de ne pas manger.*
Et là-dessus, une cuillerée de miel en un verre d'eau,
ou de vieux bordeaux mixtionné de sirop de violette,
était devenu son régime conservateur [1]. Et il a atteint les dernières limites de la vie humaine, valé-
tudinaire il est vrai, mais avec toute sa gaieté et
son esprit. Toutefois nous ne conseillerions pas,
comme il le faisait avec un charmant prosélytisme,
ce léger ordinaire à tous nos parents, amis et voisins.

Un médecin nous dira, en un langage plus scientifique, que pour obéir au précepte d'Hippocrate, *il
faut s'arrêter court à la première sensation bien
discernée de replétion gastrique* [2]. Très bien ;
mais discernera-t-on, au moment même où elle se
produira, cette sensation de réplétion gastrique?
C'est toujours le même problème, et l'art perfide de
nos cuisiniers en rend la solution bien difficile. —
L'épicurien Talleyrand de Périgord, prince de Béné-
vent, n'était point frugal et ne voulait point l'être ;
c'est pourquoi il avait préposé au service de sa table
le premier artiste du siècle ; mais il voulait être
sobre, parce qu'il savait que sa santé, à laquelle il

---

[1] JOUBERT, *Pensées*, t. II, p. 298.

[2] RÉVEILLÉ-PARIZE, *Hygiène de la vieillesse*, p. 368.
L'on dit communément en famille qu'il ne faut pas manger
jusqu'au point de *sentir son estomac*. C'est une traduction
en langage vulgaire du précepte médical.

tenait beaucoup, y était essentiellement intéressée ;
et il se plaignait un jour à son très habile cuisinier
qu'*il le faisait trop manger.* « Mon métier, Monseigneur, répondit l'illustre Carème, est d'exciter
votre appétit ; c'est à vous qu'il appartient de le régler [1]. »

Quelques hygiénistes accommodants font à nos
instincts de gourmandise une périlleuse concession,
à savoir que « ce qui reste agréable à la bouche est
également bon à la santé : *quod sapit, nutrit* [2]. »

---

[1] Antoine CARÈME, auteur de *La Cuisine au dix-neuvième
siècle*, 3 vol. in-8º ; du *Pâtissier royal*, du *Pâtissier pitto-
resque*, du *Maître d'hôtel français*, du *Cuisinier parisien*.
« Dis-moi ce que tu manges, je te dirai ce que tu es, » a dit
BRILLAT-SAVARIN en homme d'esprit (*Physiologie du goût,*
axiôme IV). « L'estomac c'est tout l'homme, » dit Carème en
homme de génie. Métrodore, disciple chéri d'Epicure,
avait dit avant notre grand homme de cuisine : « Le bonheur
est dans l'estomac. » Atticus, Mécènes ont-ils ennobli cet
axiôme ?

[2] C'est une menteuse exagération du trente-huitième
aphorisme (section II) d'Hippocrate : *Paulo deterior et potus
et cibus, jucundior autem eligendus potius quam meliores
quidem sed ingratiores.* « Des aliments et une boisson un
peu moins salubres mais plus agréables sont préférables à
de plus salubres qui déplaisent au goût. » (Traduction de
M. DE MERCY.) — Et en effet des aliments qui flattent le
palais sont par là même plus intimement pénétrés par la
salive, et dès lors plus rapidement et plus complétement
dissous par les sucs gastriques ; tandis que d'autres, d'une
digestion plus facile, éludent par le dégoût qu'ils inspirent
et la contraction qui en est la conséquence, l'action de
l'estomac. — C'est ainsi que l'on voit des personnes délicates, des femmes enceintes, digérer des substances dures,

Cet axiôme est, surtout avec notre décevant art culinaire, un chant de Sirène qui conduit droit à l'écueil. Mais l'axiôme contre-partie : *quod non sapit, non nutrit,* est d'une vérité absolue. Lorsqu'on ne mange plus qu'avec une certaine répugnance, pour achever ce que l'on s'est indiscrètement, étourdiment servi, ou parce que l'on suppose que sans ce surcroît insipide l'on ne pourrait attendre le repas qui doit suivre, l'on a certainement déjà excédé plus ou moins la salutaire mesure de l'alimentation.

V

Un noble vénitien, des quinzième et seizième siècles (né en 1465 et mort en 1566), justement célèbre dans les fastes de la sobriété, voulant échapper aux mortelles séductions de la table, aux funestes erreurs d'un appétit factice, prend l'austère résolution de ne plus manger et boire qu'une inflexible balance à la main ; et après quelques expériences, il impose à de longues habitudes d'intempérance le régime uniforme de *douze* onces d'aliments so-

compactes, et se trouver incommodées de mets tendres et succulents pour lesquels elles ont de la répugnance. — Mais conclure de là que l'on peut et doit manger tant que l'on y trouve du plaisir, c'est évidemment très mal raisonner ; la conclusion n'est point dans les prémisses.

lides (pain, viande, légumes, œufs), et de *quatorze*
onces de vin. En proie, dans la force de l'âge, —
il avait alors trente-cinq ans, — à de violentes co-
liques, à une goutte intense et persistante, consumé
par une fièvre lente, abandonné enfin par la médecine, il se sent tout d'abord soulagé, et au bout de
l'année ce n'est pas seulement une amélioration
sensible dans son état de santé qu'il a obtenue, c'est
une guérison complète et radicale de tous ses maux.
« Heureuse résolution, » s'écrie-t-il dans un petit
traité qu'il écrit à quatre-vingt-trois ans, sous ce titre :
Conseils pour vivre longtemps et mourir sans mala-
die, «heureuse résolution dont la persévérance m'a dé
« livré de mortelles infirmités jugées incurables par
« les plus habiles médecins de toute l'Italie [1]. »
Et la vie sobre ne lui a pas seulement rendu une
active et ferme santé, *elle lui a conservé assez d'i-*
magination pour faire les frais d'une pièce de
théâtre qui, sans qu'elle choquât les mœurs, a été
trouvée fort divertissante [2]. « Si Sophocle, ajoute-
« t-il, donnant, à soixante-treize ans, une grave tra-
« gédie, a été si fort admiré, suis-je moins digne de
« l'être, lorsque, sous le poids de deux lustres en

---

[1] Traduction de 1772, p. 16 à 20.

[2] La sobriété, dit à ce sujet LECAMUS (*Médecine de l'es-*
prit), rend, en épurant les sens, d'une part le corps agile,
les mouvements souples.; d'autre part, la mémoire bonne,
l'esprit prompt, l'entendement vif.

4

« sus des siens, je compose une juvénile comédie
« pleine de vive et décente gaieté ? »

A quatre-vingt-six ans, dans un second traité : *Des
moyens de corriger un mauvais tempérament*, il se
félicite d'avoir vécu un demi-siècle de plus qu'il ne pouvait l'espérer, et toujours sain de corps et d'esprit. « Il
est encore, par sa voix forte et harmonieuse, par la
souplesse et l'active agilité de ses membres, par la
fidélité de sa mémoire, par la vivacité et la lucidité
de son esprit, ce qu'il était dans les belles années de
son adolescence. »

A quatre-vingt-onze ans, dans une épître au patriarche d'Aquilée, sur *les moyens d'être heureux
dans l'âge le plus avancé*, il témoigne que ses forces,
loin de diminuer par les années qui s'accumulent sur
sa tête, paraissent croître de jour en jour. « Ceux
« qui me visitent, écrit-il, en sont surpris; mais
« moi je sais bien à quoi attribuer ce bonheur, et je
« publierai jusqu'à mon heure dernière que tous
« les hommes peuvent se le donner par la conti-
« nence et la sobriété, infiniment agréables à Dieu,
« comme protectrices de toutes les vertus et irrécon-
« ciliables ennemies de tous les vices [1]. »

Enfin, à quatre-vingt-quinze ans, dans un quatrième écrit : *De la naissance de l'homme et de sa
mort*, il se proclame « aussi plein de vie et de conten-

[1] Traité et traduction précités, p. 60 et 61, 78 et 79, 103,
104 et 138.

« tement qu'il pouvait l'être à vingt-cinq ans. » C'est comme une action de grâces à Dieu et un chant de triomphe : « Ne serais-je pas ingrat envers la divine Providence, si je ne reconnaissais chaque jour ce que je dois à sa suprême bonté? La plupart des hommes arrivant à leur soixante-cinquième ou soixante-dixième année, se trouvent accablés d'infirmités et poursuivis de l'affreuse pensée d'une mort instante et pleine de désespérantes souffrances. Grâce au salutaire régime que Dieu m'a donné la constance de suivre depuis soixante ans, je suis exempt de leurs maux et de leurs terreurs [1]; je mourrai certainement, et le moment n'en peut être bien éloigné; mais sans effrayantes convulsions, sans cruelle agonie; je m'éteindrai comme une lampe qui n'a plus d'huile [2], et pour passer de cette douce et paisible défaillance à une vie d'éternelle félicité, récompense des mêmes vertus qui m'auront donné sur la terre tout le bonheur que l'homme déchu y peut espérer [3]. »

[1] P. 121, 122, 74, 60.

[2] Tous les médecins hygiénistes, s'appuyant de l'autorité d'Hippocrate (sect. ii, aph. 39), reconnaissent, en effet, que la vieillesse qui a été sobre et chaste, n'a point d'infirmités douloureuses, si ce n'est, hélas ! par transmission héréditaire. (C'est alors le premier homme puni dans sa postérité, comme dit Bossuet). — « Et l'inévitable faiblesse qui l'accompagne, ajoute RÉVEILLÉ-PARIZE (*Traité de la vieillesse*, p. 255), n'est point sans quelques charmes; elle rend le repos si doux ! » Ainsi l'on peut dire que la vieillesse nous arrive telle que nous nous la faisons.

[3] P. 49, 50, 117, 130, 131.

Louis Cornaro [1] (c'est le nom de notre noble vénitien) apprécie d'ailleurs à toutes les phases de sa
longue vie ses chances probables de longévité, avec
une persuasive et touchante candeur ; c'est l'irréprochable et confiante logique d'un jeune docteur.
Il est profondément convaincu par ses multiples observations et sa propre expérience d'un demi-siècle,
que le régime bienfaisant par lequel il a été radica-
lement guéri dans l'année d'une goutte inexorable
et d'une fièvre continue qui lui ôtaient tout espoir
de prolonger sa misérable vie au delà de cette année-
là même, le met à plus forte raison à l'abri de toutes
les affections morbides ou maladies violentes qui
tuent plus ou moins rapidement, les hommes obéissant lâchement ou aveuglément à leurs sensuels appétits. « Où la cause manque, dit-il, l'effet ne saurait, par la force même des choses, physiquement se
produire ; point d'effet sans cause, est un axiôme
d'une vérité palpable. Or, ce qui engendre nos maladies, c'est un sang trop abondant mélangé d'humeurs corruptrices — *un chyle mal élaboré surchargé de carbone*, dit une médecine plus savante —
néfaste produit de digestions laborieuses et incom-

1 Le président de Thou, au trente-huitième livre de ses
histoire, année 1566, parle de Louis Cornaro dans les
termes les plus honorables. — De nos jours, le moraliste
Joubert, recommandant la lecture des vieux livres, signale
CORNARO, *De la vie sobre,* comme digne d'une attention
toute spéciale. (Lettre à Fontanes, t. II, p. 254.)

plètes par l'excès même de l'alimentation [1]. La nourriture qui excède le besoin — c'est un aphorisme de l'oracle de Cos (le 17e de la section II) — crée un état maladif : *Ubi copiosior præter naturam fuerit cibus, id morbum creat.* Ne prenant donc qu'une nourriture saine et justement réparatrice, n'ayant que des digestions faciles, bien complètes, sans pernicieuses crudités, il est comme impossible que je tombe gravement malade. Si j'éprouve une légère indisposition, j'en préviens le retour par la diète ; ce qui m'a constamment réussi [2]. Je m'établis autant que possible dans les lieux où l'on respire l'air le plus pur ; mais la vie sobre que je pratique, empêchant la formation de tous les levains de maladie, je peux impunément braver un air pestilentiel [3]. J'ai présidé pendant deux mois au desséchement d'un marais infect qui jetait la désolation dans le pays ; et grâce au régime, mon unique préservatif, ni cès émanations morbides, ni l'extrême fatigue de cette active et laborieuse inspection ne m'ont causé aucune incommodité. — J'ai fait une autre épreuve non moins décisive de l'efficacité d'une

[1] P. 43, 129, 90.

[2] P. 20.

[3] P. 65. — D'après LAERCE (lib. II, *in Vita philosoph.*), Socrate se serait, par sa frugalité, toujours préservé de la peste qui ravagea si souvent Athènes. — Et de nos jours, il est bien reconnu que c'est par ce régime que l'on se garantit du choléra.

vie sobre : j'avais alors soixante-dix ans ; une affaire pressante m'appelant à la ville prochaine, mes
chevaux, animés par de trop vifs coups de fouet,
prennent le frein aux dents, et avant qu'on puisse
les arrêter, me traînent rudement en mon carrosse
renversé, d'où l'on me tira demi-mort, la tête mutilée,
un bras démis, une jambe brisée. Les médecins, tout
en désespérant de ma vie, ordonnèrent à tout hasard
une saignée pour prévenir la fièvre qui aggraverait
encore mon état. J'étais si certain que la vie réglée
que je menais depuis tant d'années ne m'avait point
créé d'humeurs dont je dusse craindre le mouvement, que je résistai à l'exécution de leur ordonnance ; ma tête pansée, mon bras remis, ma jambe
rajustée, j'attendis tranquillement ma guérison, qui,
à leur grande surprise, s'opéra très rapidement, sans
aucun incident fâcheux.

« Et mon régime de cénobite ne s'est pas montré
moins puissant contre les douleurs morales que
contre les maux physiques. Un procès inique fut
intenté à ma famille par des hommes puissants
dont le crédit scandaleux prévalut sur notre
bon droit. Mon frère, peu tempérant, en conçut
un chagrin qui l'a rapidement conduit au tombeau. Non moins sensible que lui à une injus-
tice révoltante, qui nous ruinait en nous frappant
au cœur, j'en ai triomphé par ma sobriété [1]. Et

____
[1] Pag. 59, 60, 82, 83 ; 25, 26 ; 23, 24.

j'ai même pu, par ma laborieuse et intelligente ad-
ministration, en réparer le désespérant désastre. Je
laisserai à mes petits-fils un nom plus honorable encore que ne l'avaient fait mes glorieux ancêtres, et
un patrimoine double de celui qu'ils m'avaient très
légitimement transmis [1]. — Ne portant en moi le
germe d'aucune maladie, je ne saurais mourir (à
part les accidents de voitures et autres) que par ce
que j'appellerai la *consommation de l'humide radical*, — en d'autres termes, l'épuisement complet
de toutes mes forces vitales. — Ma vie réglée ne
laisse à la mort que cet unique moyen d'exercer sur
moi son empire [2], auquel je n'entends nullement
me soustraire. Je trouve beaucoup de bonheur en
cette vie ; mais j'en espère encore davantage en
l'autre, grâce aux vertus du régime à qui je dois
la victoire que j'ai remportée sur mes passions.
J'ajoute qu'il n'y a personne qui, en vivant comme
j'ai vécu, ne puisse espérer le même sort sur la terre
et dans le ciel [3]. »

Partant de là, Louis Cornaro parvenu à quatre-
vingt-trois ans, avec tous ses sens parfaitement
intacts et libres, ayant le goût plus fin, plus délicat

[1] P. 136.

[2] P. 66.

[3] P. 69 ; 117, 118 ; 68 ; 78. — *Notre soleil est bien beau*,
disait l'excellent Ducis sous ses lauriers tragiques ; *toutefois je m'attends à mieux*.

que lorsqu'il était esclave des voluptés de la table, se croit, dans son premier traité, assuré d'avoir encore plusieurs années à jouir de cette heureuse existence; mais il n'en fixe pas le terme.

Dans le second, à quatre-vingt-six ans, il se promet de toucher de près à l'extrême limite d'un siècle; mais il ne se flatte pas de l'achever, l'intempérance de sa jeunesse ayant beaucoup consommé de cet *humide radical* dont la perte est irréparable.

A quatre-vingt-onze ans, dans sa solennelle épître au patriarche d'Aquilée, il en reste à cette seconde appréciation.

Mais à quatre-vingt-quinze ans, dans son chant de triomphe, sa douteuse attente d'une vie séculaire devient plus ferme, presque une certitude. « Trouvant un goût agréable à tout ce que son régime lui permet de prendre, dormant d'un sommeil paisible, aucun de ses sens ne paraissant encore s'être affaibli, étant toujours gai, ayant toujours la mémoire heureuse, l'imagination vive, le jugement prompt et sûr, le cœur tendre et dévoué; enfin une voix mélodieuse digne de célébrer avec les anges la gloire du Très-Haut [1], » il complétera très probablement son siècle; mais il n'ira guère au delà; pour le dépasser, à l'exemple des anciens patriarches,

[1] P. 69; 117, 118; 68; 78; 122, 131 ; 127, 128; 150, 151.

il lui aurait fallu un tempérament moins délicat,
et surtout, vingt ans plus tôt, une vie sobre, *conservatrice de l'humide radical.*

Et il s'éteint en effet, suivant sa dernière prévision, dans sa cent-unième année. Une religieuse, sa
petite-nièce, raconte que « se sentant abandonné
par les derniers éléments de la vie humaine, il se
disposa à quitter la terre avec le courage d'un philosophe et la piété d'un chrétien ; qu'après avoir reçu les derniers sacrements (sainte cérémonie où il
se plut sans doute à jouer le rôle actif de répondant),
mis ordre à ses affaires et ajouté un codicille à son tes-
tament, il attendit tranquillement la mort dans un
fauteuil ; que ne souffrant aucune douleur, l'esprit
présent à tout, et l'œil encore souriant, il lui sur-
vint un léger évanouissement, où il exhala son dernier soupir, sans pousser aucune plainte, et abaissa
ses paupières comme un homme qui s'endort [1]. »

---

[1] P. 122, 131; 127, 128; 150, 151.
C'est absolument comme a fini le docteur en médecine et
en chirurgie à qui nous devons le jour ; si ce n'est qu'ayant
fait en pleine santé, par acte entre vifs, toutes ses dispositions
de père de famille, il n'a pas eu à s'en préoccuper dans ses
solennels et religieux adieux à ses enfants, aux pauvres ses
clients, et a ses vieux amis devenus bien rares. Il n'a
éprouvé, dans ses derniers moments, d'autres douleurs que
des crampes nerveuses aux extrémités que la vie abandon-
nait; et jusqu'à sa dernière heure, il a raconté avec une juvénile
gaieté d'un charme indéfinissable. Il amenait en même temps
les larmes à nos yeux et le sourire sur nos lèvres en nous

VI

Malgré de si belles conquêtes sur la douleur et sur la mort même, Louis Cornaro a rencontré beaucoup d'ardents détracteurs. « Que nous veut ce maniaque avec ses petits paquets alimentaires pesés dans la balance d'un pharmacien homœopathe ? Sa panacée universelle tuerait en six mois les quatre-vingt-dix-neuf centièmes du genre humain. »

Ceux qui adressent de tels reproches à notre modèle de sobriété hygiénique, n'ont certainement pas lu ses petits traités. — Ayant proclamé que l'on ne peut avoir un plus sûr médecin que soi-même, ni un meilleur régime que celui qu'on se sera prescrit d'après sa propre expérience, » il appartient à chacun, continue-t-il, de juger de la force de son estomac et des aliments qui peuvent lui convenir, soit pour la qualité, soit pour la quantité. Si je mange aussi peu, c'est que mon estomac est délicat; et si je m'abstiens de certains mets qui paraissent sur

retraçant le tableau de ses funérailles, dont il fixait avec une prophétique précision le jour et l'heure. — Il a enfin, comme nous supposons qu'a dû le faire Cornaro, de la voix la plus ferme, avec la plus fidèle mémoire, rempli les fonctions de répondant dans la solennité pleine de consolantes espérances qui couronne une vie chrétienne, l'Extrême-Onction.

toutes les tables, c'est que j'ai reconnu qu'ils m'étaient contraires. Mais les personnes plus fortement constituées que je ne le suis, et à qui rien ne fait mal, n'ont pas à se renfermer dans une mesure aussi restreinte que la mienne, ni à s'inquiéter si les aliments qu'on leur sert sont d'une plus ou moins facile digestion. »

Ce que notre heureux vieillard conseille à tous, c'est de ne point *dîner à fond*, comme se donnent pour le faire habituellement certains gastrolâtres ; c'est de demeurer toujours plus ou moins *sur son appétit*, c'est-à-dire de cesser de manger, quoique l'on puisse encore le faire avec plaisir, du moment où un commencement de réplétion gastrique avertit que le besoin est satisfait ; ce qu'il veut, c'est que nous ne soyons pas dupes même d'une bonne constitution, en ne nous refusant rien, en obéissant à tous nos instincts de gourmandise. « Il est plus sûr, c'est sa conclusion, qu'un vieillard infirme vive longtemps, en observant un bon régime, qu'un jeune homme vigoureux et sain qui fait constamment bonne chère [1]. »

Son régime hygiénique n'est point d'ailleurs une diète aussi sévère qu'on se plaît à le dire. Lessius qui, désespérant comme lui de vivre plus d'une ou deux années, s'y est soumis d'abord par forme d'essai, et s'en trouvant bien, l'a suivi avec le même succès

[1] P. 33, 34, 44, 45, 46.

jusqu'à l'âge le plus avancé, établit dans un petit traité (*De la sobriété et de ses avantages*), publié comme une sorte de prolégomènes à ceux du maître, que « pour les personnes qui ne sont plus jeunes, soit par le nombre des hivers qui pèsent sur leur tête, soit par leurs infirmités, c'est assez de douze, treize ou quatorze onces de solide, et d'autant ou un peu plus de liquide. » Il ajoute que c'est l'avis de plusieurs grands médecins, fondé sur la raison et l'expérience [1].

VII

Nous, avec une constitution probablement plus forte que celle de Cornaro, et qui n'aurait guère été altérée, si elle l'est, que par un travail quotidien de douze à quinze heures, pendant deux tiers de siècle, nous ne mangeons pas beaucoup plus que lui. Depuis neuf à dix ans, pendant lesquels nous croyons avoir gagné plutôt que perdu, et physiquement et moralement, notre menu se compose (il faut bien que nous entrions un peu dans ce détail pour ne pas mentir à notre titre qui promet notre hygiène per-sonnelle),

[1] Trad. de 1772, p. VI, 35 et 36.

D'un léger bouillon gras, bœuf ou poule ;
D'un petit pain au lait de trois à quatre onces ;
D'un blanc de poulet ou d'une tranche de veau rôti
  d'à peu près moitié de ce poids ;
D'une ou deux pommes de terre cuites sous la
  cendre, légèrement assaisonnées de beurre frais[1] ;
Enfin d'un fruit cru ou cuit suivant la saison.

Voilà le solide.— Et quant au liquide, comme nous
ne buvons que de l'eau, nous n'avons pas sans doute
à le porter en ligne de compte. — Mais nous rem-
plaçons les quatorze onces de vin de Cornaro par un
litre et demi de lait, dont nous prenons la moitié en
potage, le soir de huit à dix heures, suivant la disposition de notre paresseux estomac ; et de l'autre
moitié, une petite tasse est posée sur notre table de
nuit comme un *en cas,* après notre premier sommeil, si nous en sentons le besoin ; le surplus,
rendu plus léger par une infusion de gland torréfié —
que notre gouvernante appelle *gland doux* — nous
conduit, pris au sortir du lit avec un menu biscuit,
jusqu'à notre unique repas solide, que nous aimons
à manger en famille, sans malsaine hâte, — *qui
mange vite, vieillit vite* [2], — vers le milieu du jour,

---

[1] La pomme de terre se digère mieux, lorsqu'on y ajoute
du beurre. (*Causeries sur la santé,* par le docteur BIERVLIET,
professeur à l'Université catholique de Louvain.)

[2] C'est un axiôme du docteur TURCK (*Traité de la vieillesse considérée comme maladie,* p. 173) — Qui mange vite,

de midi à une heure l'hiver, en notre vieille maison
de ville ; et de onze heures à midi l'été, sous notre
humble chaume champêtre. Nous nous conformons
ainsi au précepte de Galien, qui recommande aux
hommes sur le retour de l'âge de faire trois repas, le
plus copieux au milieu du jour, et le plus léger vers
le soir [1]. Un seul repas fatigue beaucoup l'estomac ;
et nous ne nous le permettons que très exceptionnellement, avec la prévision qu'il nous imposera
un jour de diète.

Nous devons naturellement ici à nos lecteurs une
élogieuse et juste appréciation des deux liquides qui
sont comme la double base de notre régime hygiénique ; et nous n'entendons pas les en priver.

Notre dernier physiologiste du goût professe en sa

mâche mal et digère péniblement ; une mastication parfaite
est une des conditions indispensables à la durée de la vie,
et ne peut s'obtenir, surtout lorsque les dents manquent,
qu'en retenant plus ou moins longtemps les aliments dans
la bouche, pour les broyer et les pénétrer des sucs gastriques dans tous leurs éléments ; sans insalivation, point de
digestion. — *Bien mâcher et bien marcher,* disait le docteur Bosquillon, *sont les deux plus grands secrets que je
connaisse pour vivre.* — Pour vivre, avait dit le grand hygiéniste empereur Tibère, il faut être *vir lentis maxillis.*

[1] Le repas du soir doit être très léger, surtout lorsqu'on
se met au lit immédiatement après. Le cerveau, excité par
l'action de l'estomac, conserve une tension qui provoque les
mauvais rêves et amène l'insomnie. (Doct. DEVAY, ouvr. préc.,
t. 1er, p. 384.)

seconde méditation, « que l'eau pure ne cause point la sensation du goût, parce qu'elle ne contient aucune particule sapide. » Cela peut être plus ou moins vrai pour un palais dépravé par l'abus des liqueurs fortes ; mais rien de plus faux en thèse générale ; nous trouvons personnellement à l'eau fraîche, de source pure, une saveur très agréable. Comment supposer que le Créateur ait voulu qu'une boisson *absolument insipide, sans goût ni arrière-goût*, comme le dit M. Brillat-Savarin, fût d'un usage universel, et la seule qui dût désaltérer le genre humain, jusqu'à ce que, après bien des siècles, le premier Champenois ou Bourguignon eût imaginé de faire fermenter le doux et savoureux raisin, pour en tirer une liqueur âcre et corrosive [1]?

De tous les dons de la nature, le plus précieux est l'eau ; *elle vaut beaucoup et coûte peu*, dit un proverbe espagnol (*Mucho vale, poco cuesta*). Pure et fraîche, elle fortifie plutôt qu'elle n'affaiblit l'organe, à moins qu'on n'en fasse un grand excès ; « elle

---

[1] *Physiologie du goût*, 3e édition, t. 1er, p. 82-91. — Le mérite de cette œuvre hygiénique nous paraît, sur une nouvelle lecture, avoir été bien surfait, soit au point de vue de son utilité pratique, soit même à n'y chercher qu'une spirituelle causerie. — La *Gastronomie* de BERCHOUX, malgré les négligences de la versification, vaut mieux.

Nous n'entendons pas, comme on va le voir, proscrire le vin ; ce serait presque une hérésie ; *vinum lætificat cor hominis*, dit le Saint-Esprit au psaume 103, v. 15.

donne du ton à l'estomac, » s'accordent à dire les médecins hygiénistes [1], et elle assure une vieillesse exempte d'infirmités. Elle stimule même, et plus heureusement que le vin, un grand génie ; Démosthènes et Newton ne buvaient que de l'eau. Tel aurait aussi été, peut-être, hélas ! par nécessité, l'unique breuvage du grand poëte Milton et du docte André Tiraqueau, qui chaque année, dit-on, faisait un *in-folio* de quelque mille pages et un enfant à qui rien ne manquait [2]. — Autre argument en faveur de l'eau que plus de gens apprécieront : c'est dans la catégorie de ses partisans exclusifs que se trouvent le plus grand nombre de centenaires [3]. Enfin, s'il existe une panacée, un remède universel, c'est l'eau : *Initium vitæ hominis, aqua,* disent nos Livres Saints [4]. L'eau c'est la vie même de l'homme [5].

[1] *Hygiène des familles* du docteur Francis DEVAY, t. 1er, p. 391.

[2] L'on ne s'est jamais trop enrichi à écrire de longs poëmes ou de gros livres de droit, et le bon docteur surtout n'avait guère que la richesse proverbiale de Casaubon, *libros et liberos.*

[3] *Art de vivre longtemps* du docteur NOIROT, VIII, *Des boissons.*

[4] Ecclésiastiq., XXIX, 28.

[5] L'eau la plus saine, d'après le docteur TURCK (*De la vieillesse,* p. 68), serait l'eau de pluie d'été, conservée dans une bonne citerne. Viendraient ensuite celle des montagnes, celle des puits, celle des rivières prise au cours à demi-profondeur ; la plus mauvaise serait celle des étangs ; celles des neiges et des glaces ne vaudraient guère mieux. — AVIS

Le lait ne mérite guère moins de l'humanité.

Nous entendons répéter partout, dans le salon bourgeois ou aristocratique, comme à l'âtre de l'ouvrier ou du marchand, que *le vin est le lait des vieillards.*

Cet axiôme de cabaret manque essentiellement de vérité. Le lait de la vieillesse comme de l'enfance et de l'adolescence, c'est toujours le lait même, dans toute sa bienfaisante pureté. Nous dirons seulement qu'un estomac qui n'est plus jeune doit le prendre avec toute sa chaleur naturelle, vulgairement *sortant du pis de la vache,* ou, si on l'a laissé refroidir, lorsqu'il a perdu toute sa crudité par l'action du feu. L'on ne sait point assez que du lait de franche qualité, ayant bouilli trois ou quatre heures sous la surveillance d'une ménagère attentive, qui ne l'a laissé ni brûler au fond de la casserolle ni passer par dessus ses bords et se répandre sur les charbons brûlants du fourneau, est une nourriture aussi puissamment confortable que sainement rafraîchissante. Il nousest arrivé à la campagne, et nous nous en sommes toujours bien trouvé, de faire nos trois repas de pur laitage, en y ajoutant — pour le principal, celui du milieu du jour, — afin de prévenir la constipation, nos

aux gourmets qui en été boivent à la glace. Il faut qu'ils en aient une assez grande quantité, pour rafraîchir *par le dehors* la carafe qui contient l'eau de puits ou de citerne qu'ils doivent boire.

peu substantielles pommes de terre cuites sous la cendre.

Marmontel se félicite en ses mémoires de s'être mis à Compiègne, durant six semaines, au régime du lait. « Jamais mon âme, dit-il, n'a été plus « calme, plus paisible ; les jours s'écoulaient avec « une égalité inaltérable ; mes nuits n'étaient qu'un « doux sommeil ; et après m'être éveillé le matin « pour avaler une jatte de lait écumeux de ma vache « noire, je refermais les yeux pour sommeiller encore « une heure ou deux. »

Un honnête médecin excentrique de l'époque avait conseillé à Molière, sans saignée, casse ni séné, ce champêtre régime du lait. C'était un avis de bon sens dont il lui appartenait de faire son profit. Malheureusement la tasse de lait chaud ne pouvait guère se concilier avec sa vie de théâtre, à laquelle Boileau lui avait si sagement conseillé de renoncer. S'il avait vécu à Compiègne du lait d'une vache noire, nous aurions certainement quelques chefs-d'œuvre de plus à opposer au nauséabond déluge de drames, dont nous sommes impitoyablement inondés.

Le docteur Réveillé-Parize dit avoir combattu avec succès des délabrements d'estomac et de poitrine par le lait donné en abondance sous toutes les formes [1]. — Il ne faudrait pas cependant en faire

---

[1] *Hygiène des gens de lettres*, t. II, p. 82, 83, 464.

tout d'abord le régime du vieillard habitué à une haute alimentation ; mais, à moins d'une altération grave dans les organes digestifs, l'on pourra toujours l'y amener progressivement.

Enfin, pour la satisfaction de ceux qui tiendraient surtout à vivre longtemps, Galien cite un centenaire dont le lait avait toujours été la principale nourriture. *Novimus senem quemdam agricolam, qui amplius quam centum annos ruri vitam egerat; huic plurimum nutrimenti caprinum lac erat*[1].

VIII

Bien que né vers la fin du dernier siècle, le 2 octobre 1786, nous avons eu un estomac du dix-septième ; nous avons pu, dans notre première jeunesse et dans notre âge mûr, dîner impunément à la Louis XIV. Mais fort heureusement pour notre verte vieillesse, c'est une faculté dont nous n'avons point par trop usé ou abusé ; et néanmoins nous sommes, à l'exemple de Cornaro, bien persuadé que si, dès l'âge de vingt ou vingt-cinq ans, nous eussions plus constamment modéré notre fougueux appétit, notre vieil estomac digérerait aujourd'hui, sinon plus complétement, du moins plus facilement et plus

---

[1] Citation du docteur TURCK. — *De la vieillesse*, p. 167.

rapidement la dose d'aliments nécessaire au maintien de nos forces ; nous ne serions pas obligé, pour le lester de notre gras potage au lait, mis sur le fourneau à cinq ou six heures, d'attendre jusqu'à neuf ou dix qu'il fût entièrement débarrassé de son aile de poulet et de sa farineuse pomme de terre. Nous prévoyons que dans un an ou deux, si Dieu nous a encore laissé dans le monde dont l'invasion prussienne [1] nous assombrit bien les joies, et que nous quitterions bien volontiers pour l'autre, nous devrons, pour donner à nos organes digestifs l'action rigoureusement indispensable, les fortifier à notre dîner d'un demi-verre de vieux vin de Bordeaux ou de quelques cuillerées d'un vin de Bourgogne du commencement de ce siècle, que nous avons trouvé dans le cellier paternel, et que nous avons jusqu'à présent réservé pour les grandes fêtes de famille, le mariage de nos petits-enfants et le baptême de leurs premiers-nés.

Nous ne nous accommoderions pas du vin de

---

[1] Au moment où j'écris ces lignes (17 décembre de la néfaste année 1870), ma maison est pleine de grossiers soldats qui y mettent tout au pillage ; elle a de plus l'honneur de recevoir un hautain adjudant qui m'aurait chassé de mon lit, si le mince matelas où je trouve un réparateur repos n'eût été jugé trop dur pour sa seigneurie et, pis encore, un major ou commandant qui me salue d'un regard protecteur. Si le régime me sauve de tant de honte, comme il a sauvé Cornaro du chagrin d'un procès perdu, ce ne sera pas la moindre preuve de son efficacité.

l'année, et, chose étrange, c'était le seul qui convînt à Louis Cornaro, jusque là que si la récolte nouvelle se faisait trop attendre, sa vie même paraissait compromise. « Mon estomac se trouvant privé d'un si puissant secours (écrit-il au patriarche d'Aquilée, en lui rendant compte d'une visite scientifique que, sur sa renommée, lui firent quelques philosophes et médecins de l'Université de Padoue), je tombe vers la mi-août dans un état de faiblesse dont ne peuvent me tirer ni consommés ni cordiaux, et qui néanmoins n'est accompagné d'aucune douleur, d'aucun accident fâcheux. Mes doctes visiteurs jugeaient que je ne pouvais vivre ainsi jusqu'au mois de septembre. Mais j'ai encore donné un victorieux démenti à leurs sinistres prévisions. Etant revenus me visiter à cette époque, avec la crainte de ne plus me trouver vivant, ils se dirent très agréablement surpris de me revoir plein de vie et de santé. En quelques jours, le vin cru de la récente récolte m'avait rendu toute la vigueur perdue par l'usage trop prolongé du vin vieux [1]. »

Il conclut de là avec une nouvelle conviction, et tout le monde conclura comme lui, que chacun doit être à soi-même son médecin hygiéniste; et c'est ce que nous confirmerons encore par notre propre expérience. — C'est ainsi qu'en notre pre-

[1] P. 108, 109.

mière jeunesse nous ne digérions pas le beurre
frais, qui nous est aujourd'hui comme un puissant cordial. Nous en usons largement non seulement avec nos pommes de terre, mais avec nos
blancs de poulet ou notre tranche de veau rôti, et
qui plus est, avec les fruits crus ou cuits dont nous
faisons notre dessert, quelquefois notre collation.

Nous pourrions citer beaucoup d'exemples de
cette sorte de phénomène physiologique. Une personne digne de foi nous disait tout récemment qu'un
célèbre médecin de Paris, de ses amis, avait été
obligé par les caprices de son estomac de faire son
régime habituel de *choux cuits au lard*. Le poëte
de Mécènes et d'Auguste en faisait ses délices lorsqu'il
n'était point à la table de ses protecteurs :

> O quando Faba Pythagoræ cognata simulque
> Uncta satis pingui ponentur oluscula lardo [1] ?

C'est un mets campagnard que notre estomac
jeune encore digérait difficilement, et qu'aujourd'hui

[1] Quand verrai-je sur ma table la fève chère à Pythagore, et mes légumes assaisonnés d'un lard appétissant ? —
(Traduction de M. DE LAMARTINE ; 47ᵉ entretien, t. VIII,
p. 387.)

Chère à Pythagore. Si le poëte des *Méditations* et des
Harmonies a voulu par là faire entendre que la fève était
un mets agréable au philosophe, c'est un gros contre-sens,
que nous lui pardonnerons cependant plus volontiers que

il ne digérerait plus du tout ; il le rejetterait une
heure ou deux après en avoir fait son repas, conservant, ce qui paraîtra encore plus étrange, le potage
au lait que nous lui aurions donné par surcroît.

Un autre médecin de notre ville même, aussi
savant que beau parleur, nous disait à nous-même
(avril 1869) que trois cuillerées de pur vinaigre
prises après le repas hâtaient sa digestion mieux que
ne le ferait la meilleure tasse de café moka. Ce
serait pour nous pire que d'avaler la traditionnelle
pelotte d'épingles.

IX

Les mieux disposés à la diététique de Cornaro se
sont récriés contre cette nécessité tyrannique, de
peser pain, potage, vin et autres choses qui ne se
prêtent guère à cette minutieuse vérification. « Vous
nous recommandez d'éviter pendant le repas toute
distraction importune, et il faudra qu'à chaque
bouchée nous nous assurions anxieusement par de
multiples petits poids et par des calculs arithméti-

son *Jocelyn*, ses *Girondins* et ses romans personnels.
Pythagore croyait que la fève avait quelque chose de vivant,
et une sorte d'âme sujette à transmigration ; c'était pour
lui *une parente*, COGNATA ; et en conséquence il voulait
qu'on s'en abstînt, comme de tout animal ayant vie. (*Horace*
du Père SANADON, t. ii, p. 238 ; t. iii, p. 192.)

ques, la balance dans une main, une plume dans
l'autre, que nous n'excédons pas la mesure pres-
crite ! Ne serait-ce pas là, en vérité, la plus continue,
la plus pesante, la plus impitoyable, la plus indi-
geste enfin de toutes les préoccupations ?

> Ecartez ce fâcheux, qui vers vous s'achemine ;
> Rien ne doit déranger l'honnête homme qui dîne.

Or, que serait pour troubler notre digestion une
visite inopportune, comparativement à ces soins in-
quiets qui nous assiégeraient à table même de
minute en minute ? »

Nous croyons que l'on s'exagère beaucoup les
difficultés de ce préliminaire pesage ; le flacon de
cristal, la soupière de vermeil, donneraient une fois
pour toutes, avec la plus exacte précision, le vin et le
potage dans la mesure commandée ; la balance du
boulanger rendrait le même service pour le pain [1] ;
l'on saurait par le cuisinier le poids d'un quart de
poulet ou d'un demi-pigeon. Le seigneur Cornaro
se remettait probablement de tout ce soucieux

---

[1] Madame de Montespan, pendant son public adultère
avec Louis XIV dont elle a eu sept enfants, faisait peser
son pain afin de se soumettre plus rigoureusement aux austérités du carême. (*Souvenirs de Madame de Caylus.*)
Nos pères ne valaient guère mieux que nous par les passions ; mais ils avaient des principes et des convictions religieuses qui les ramenaient tôt ou tard à la vertu par le
repentir.

détail à son honnête sommelier. Nous avons une critique plus sérieuse à faire de son système arithmétique de sobriété.

La puissance digestive des estomacs humains les mieux constitués est à la merci des variations de l'air atmosphérique, et plus encore de nos sentiments passionnés du moment. Très active par un froid vif, elle languit par une chaleur énervante. Hippocrate en a fait une de ces sentences qui se sont imposées au monde comme des critères de vérité : *Æstate et autumno cibos difficillime ferunt; hyeme, facillime; deinde ver*[1]. — Et il devait en conclure, comme il l'a fait effectivement, qu' « un vivre trop mesuré est périlleux, même aux personnes parfaitement saines [2]. »

Et par l'influence morale de la passion, cette puissance digestive n'aura pas seulement une action plus faible et plus lente ; elle pourra se trouver à peu près paralysée. — Mangez donc vos douze ou quatorze onces de solides, et buvez vos quatorze ou seize onces de vin cru, lorsque vous êtes sous le coup d'une vive inquiétude ou d'un profond chagrin, et digérez comme vous le faites en pleine quiétude d'esprit !

[1] Aphor. 18, sect. ii. — Dans l'été et l'automne on digère difficilement ; au contraire très bien en hiver ; à un degré moindre au printemps. (Traduct. de M. DE MERCY, 1811).

[2] *Propterea etiam sanis periculosus est valde tenuis, ponderatus, et exquisitus victus* (aph. 5, sect. i).

Nous admettrions volontiers, nous, dans notre régime alimentaire, la mesure arithmétique du noble vénitien, ou telle autre plus en harmonie avec notre constitution, mais seulement comme un *maximum* que nous ne devrions jamais dépasser, et au-dessous duquel nous devrions plus ou moins rester, si une disposition anormale de notre organisme nous paraissait le réclamer.

Que ce *maximum* se trouve accidentellement insuffisant, il n'y aurait pas à cela un grand inconvénient, surtout pour un vieillard. La vieillesse, suivant que l'avait encore observé Hippocrate, supporte facilement le jeune. *Jejunium senes facillime ferunt* [1].

Et généralement à s'abstenir, par excès de prudence, de prendre toute la quotité d'aliments que pourrait supporter l'estomac, la santé ne saurait

---

[1] Aphor. 13, sect. 1. — Le grand détracteur d'Hippocrate, Paracelse, explique cet aphorisme par une comparaison pleine de vérité et de poésie : « La vieillesse est « comme l'arbre qui, devant aux premiers jours de l'hiver « perdre toute sa féconde parure, a d'autant moins besoin de « sucs nourriciers que l'automne est plus avancé. Il s'en « passera beaucoup mieux que lorsque, aux approches de l'été, « il doit dans toute sa verte jeunesse se couvrir de feuilles, « de fleurs et de fruits. » *Senectus decrescit enim velut arbor, quæ appropinquante hyeme, unum folium post alterum amittit, unamque virtutem post aliam, et, quo vicinior est autumno, eo minus alimenti requirit, eoque melius carere potest quam cum junior esset, scilicet æstate instante.*

essentiellement en souffrir, et loin de là; tous les physiologistes le reconnaissent. — Serait-ce d'ailleurs s'imposer un grand sacrifice, que d'épargner à son palais quelques bouchées de viande, ou quelques gorgées de vin, qu'on pourrait lui donner sans qu'il y eût excès?

Et c'était bien au fond la pensée de Cornaro. Nous voyons d'une part, en son premier traité, qu'ayant, sur les pressantes sollicitations de sa famille et de ses amis, ajouté quatre onces à son alimentation, tant en solides qu'en liquides, et s'en étant fort mal trouvé, il s'est empressé pour recouvrer la santé de revenir à son *nec plus ultra*, tel qu'il se l'était fixé à trente-six ans [1] ; d'autre part, dans le second et le quatrième, qu'il insiste sur la nécessité de restreindre la mesure habituelle, lorsque, par la disposition du moment, l'estomac se trouverait surchargé, ou que, par l'accumulation des années, son action est devenue plus lente.

« Beaucoup de gens s'imaginent que l'homme
« perdant ses forces en vieillissant, doit les ré-
« parer par une plus grande abondance de nourri-
« ture..... Ils se trompent lourdement..... La raison
« veut que le travail imposé à l'estomac soit pro-
« portionné à ses facultés digestives. Du moment
« où la chaleur naturelle s'affaiblit, il devient né-

---

[1] P. 26 à 31.

« cessaire de diminuer d'autant la quantité des ali-
« ments[1]..... Il faut si peu pour soutenir la vie de
« l'homme ! L'on n'est jamais mort de faim, faute de
« satisfaire un appétit plus ou moins factice.....
« L'expérience que les enfants ressentent plus sou-
« vent la faim que les hommes formés, doit nous
« faire comprendre que plus nous avançons en âge,
« moins nous avons besoin de solide nourriture... .
« La nature a organisé le vieillard de telle sorte qu'il
« peut vivre quasi sans manger.... Un jaune d'œuf

[1] Traité et trad. précit., p. 125 à 127, § 6. — Quelques
rares estomacs conservent leurs forces digestives à l'âge le
plus avancé. — Mais il y a dans cette apparente faveur de
la nature un grave danger. Le vieillard qui digère avec la
même facilité qu'un jeune homme fait trop de sang pour les
besoins de son économie ou organisme ; il se trouve, comme
on dit vulgairement, *surnourri* et tombe dans un état plé-
thorique qui le prédispose à des congestions hémorrhoïdales,
à des inflammations aiguës, à l'apoplexie. — Nous n'ignorons
pas que Fontenelle, mort centenaire, sans autre mal que *la
difficulté d'être*, se consolait, par l'heureux appétit qui lui
restait, de la défaillance de beaucoup de ses organes ; — sa
surdité devenue complète ne lui permettait plus guère de
société ; — c'est ce que témoigne ce léger quatrain de son
extrême vieillesse :

> Qu'on raisonne *ab hoc et ab hac*
> Sur mon existence présente ;
> Je ne suis plus qu'un estomac ;
> C'est bien peu ; mais je m'en contente.

Mais nous savons aussi qu'il se nourrissait des aliments les
moins propres à augmenter la masse du sang (les moins
plastiques) ; les fraises, qu'il aimait par dessus tout, l'ont
sauvé de la pléthore. — Nous avons également fait de ces

« peut le rassasier ; et c'est sur quoi je me réglerai
« pour atteindre le terme de mon siècle [1]. »

La nièce, religieuse de Padoue, raconte qu'en
effet « Louis Cornaro, sentant diminuer peu à peu
sa chaleur naturelle, diminua aussi peu à peu son
alimentation, jusqu'à ne prendre à chaque repas
qu'un jaune d'œuf. » *Et encore*, ajoute-t-elle, *en
faisait-il* A DEUX FOIS *sur la fin de sa vie.* C'est
avec cette circonspecte sobriété, qui peut paraître excessive, qu'il n'eut jamais besoin ni de lunettes ni de
cornet acoustique, et ce qui est mieux encore, qu'il
conserva jusqu'à sa dernière heure toute la force et
toute la lucidité de son esprit [2]. Tant il est vrai que
« la santé vit de peu. »

X

Ainsi comprise, la pratique de Cornaro est à peu
près la nôtre. Le pain est la base de notre alimentation solide, et nous nous sommes fait une loi de ne

agréables petits fruits un usage abusif, au dire de nos chers
convives habituels, mais alors pour nous vraiment salutaire.
Depuis, notre estomac, comparativement à celui de Fontenelle, vieilli avant l'âge, ne nous les permet plus que dans
une discrète et prudente mesure.

[1] P. 79, 86, 87.

[2] P. 149, 150.

jamais excéder les 115 grammes [1] que nous faisons prendre chaque matin chez notre boulanger, aussi ponctuel qu'habile peseur ; et depuis deux ans nous restons souvent en deçà : si bien que deux pains suffisent à trois repas. — Quant à la viande dont nous l'assaisonnons, nous y mettons moins de précision ; mais un léger excès de ce dernier aliment, surtout lorsqu'il consiste en blancs de poulet, ne saurait avoir de fâcheuses conséquences. C'est surtout contre le pain qu'il importe de se mettre en garde.

Le pain est sans doute une nourriture salubre, bienfaisante et en parfaite harmonie avec l'organisation de l'homme, auquel il paraît avoir été spécialement destiné ; nos livres saints disent le pain aussi indispensable à l'homme que l'eau même : *Initium vitæ hominis aqua et panis* [2]. Et cependant une indigestion de pain est de la pire espèce. C'est, d'après l'école de Salerne, la remarque et l'expression même du célèbre philosophe et médecin arabe Avicenne : *Panis conformis naturæ humanæ ; attamen repletio panis pessima* [3]. — Une sura-

----

[1] Probablement 125 avant la cuisson. C'est à peu près les quatre onces de notre ancienne *livre* française, qui n'est pas tout à fait de 500 grammes.

[2] Ecclésiastiq., xxix, 28.

[3] Scol. Salern., *De conservanda valetud. bona*, cap. xvii, animadv. 4 et 7. — Voici le texte d'Avicenne dans son orientale concision : *Impedimentum panis, multum ; carnis, minus.*

bondance non excessive de viande saine se fera à peine sentir. — La substance *azotée* du pain, le *gluten*, sorte de chair végétale, est, à la vérité, presque immédiatement assimilable ; mais la fécule ou l'amidon ne le devient qu'après plusieurs transformations auxquelles sont nécessaires d'autres dissolvants ; tandis que la viande, aliment azoté au plus haut degré dans ses diverses parties, est celui de tous qui s'assimile le plus rapidement et le plus complétement. C'est ce qu'explique encore très bien un docteur appartenant à l'école de Salerne : *Carnes minori nocumento sunt, quia plus proportionantur humano corpori, et minus premunt corporalia* [1].

Nous ne nous préoccupons pas davantage du poids exact des légumes ou des fruits, complément de notre repas solide. A nous donner en toutes choses l'ennui d'une arithmétique précision, nous préférons nous exposer à dépasser parfois plus ou moins la stricte mesure. Hippocrate qui, par une observation constante de sa frugale hygiène, a vécu cent dix ans sans infirmités et dans toute la force de son génie observateur, ne veut pas, comme nous l'avons dit, *d'un vivre trop mesuré*. Si notre digestion a été quelque peu pénible, nous en sommes quitte pour éclaircir notre potage au lait du soir, ou pour en di-

[1] Scol. Sal., loc. cit.

minuer la quantité, ou pour lui substituer au besoin un léger lait de poule, un clair bouillon de veau, au pis-aller un simple verre d'eau sucrée. — La *diète à propos* est un élément essentiel de notre régime. C'est une recette de santé qui a toujours réussi à ceux qui, fatigués de grands repas, y ont eu recours. Vespasien, cet empereur qui a voulu mourir et est mort debout, jeûnait une fois par mois ; c'est une pratique qu'il avait, avec celle des frictions méthodiques, rapportée de l'Égypte, alors qu'il n'était encore que candidat au trône impérial [1]. — Un homme de lettres anglais, très célèbre dans son comté, obligé de répondre pendant son séjour à Londres à d'indiscrètes invitations trop multipliées, y remédiait très avantageusement en s'imposant chaque dimanche de ne prendre pour toute nourriture, à l'exemple de Cornaro centenaire, qu'un œuf poché [2].

XI

La qualité des aliments, comme on a déjà pu le comprendre, n'importe pas moins que leur quantité à notre régime hygiénique. Voici la liste de ceux que Cornaro avait reconnu le mieux convenir à son estomac : « Je mange (écrit-il en son second traité,

---

[1] Sueton., *in vit. Vespasiani*, c. xx.
[2] Rév.-Parize, *Hyg. des hommes de lett.*, c. ii, p. 251.

« *De la manière de corriger un mauvais tempé-*
« *rament*) du pain, du potage, des œufs frais, du
« veau, du *chevreau,* du mouton, de la perdrix, du
« pigeon, du poulet ; parmi les poissons de mer, je
« choisis la dorade, et parmi ceux de rivière le bro-
« chet [1]. »

Ce choix a généralement paru très judicieux ; à
une constitution délicate, encore affaiblie par quelques intempérances de jeunesse, il ne fallait que des
aliments réparateurs, autrement dit *plastiques ;* et
c'est la qualité dominante, essentielle, de ceux de
Cornaro, sauf du premier, le pain, qui est d'une nature mixte.

Le régime homœopathique que nous avons adopté
prescrit les mêmes aliments, à l'exception du chevreau, qui n'est point une viande *faite,* et, comme
le vin *cru,* ne s'expliquerait pour Cornaro que par
un caprice de son estomac. Mais cette médecine qui,
si elle ne guérit pas toujours, est du moins très inoffensive et ne tue personne [2], en recommande également d'autres qui sont beaucoup moins substan-
tiels : « l'épinard, la chicorée blanche, les haricots
« verts, le chou-fleur, la pomme de terre, la farine

---

[1] P. 96.

[2] Les compagnies anglaises d'assurances sur la vie, qui
ne se laissent pas aller ordinairement à des utopies, assu-
rent à une prime *inférieure* les personnes qui se font traiter par l'homœopathie. (Rapport au Sénat de *Thayer*, du
28 juin 1865.)

« de maïs, le fromage frais, toute espèce de laitage. »
Et un tempérament sanguin, avec plus ou moins de
prédominance nerveuse, doit en user plus ou moins
largement. C'est ce que nous faisons habituellement,
et ce que nous ferons tant que notre estomac ne s'en
trouvera point fatigué. Nous ne pensons pas qu'il
le soit jamais d'un léger potage au lait bien préparé ;
le digestif par excellence, le sucre, nous en fera,
nous l'espérons, jusqu'à nos derniers jours, une
nourriture aussi saine qu'agréable [1].

[1] Le sucre est par lui-même une sorte d'aliment très
nourrissant et qui, disait proverbialement notre excellente
mère, *ne fait de mal qu'à la bourse.* — *Mêlé à l'eau,* dit
BRILLAT-SAVARIN (*Physiologie du goût,* méd. VI), *il donne
l'eau sucrée, boisson* RAFRAÎCHISSANTE, *parfois bonne comme
remède.* Notre docte père, comme nous l'avons dit plus
haut (p. 18, note), n'en a jamais prescrit d'autre à ses enfants. — *Mangé* PUR, ajoute l'éminent physiologiste, *s'il
n'est point une panacée universelle, il ne peut nuire, il
n'échauffe le sang, ni n'attaque la poitrine, ainsi que le
proclamait un sot préjugé.* — C'était l'avis du docteur
homœopathe PÉTROZ. — Bien entendu nous ne ferons pas
même ici d'exception à l'*omnia mediocria sunto* d'Hippocrate. — Un usage excessif du sucre aurait au moins l'inconvénient de rendre l'estomac très paresseux ; *omne, si
quid multum, naturæ inimicum,* — autre aphorisme
du père de la médecine. — Ce qu'il y a de meilleur
devient nuisible par un excès abusif, fût-ce l'eau la plus
pure.

L'enfantement du premier empire nous a fait payer cette
bienfaisante nourriture jusqu'à 6 fr. le demi-kilog.; et la
guerre monstrueuse qui doit nous laver par le sang des
ignominies du second, en va doubler probablement le prix
qui, sous les Bourbons, était descendu à 60 ou 65 c.

Ce que doit s'interdire toute personne qui ne vit pas constamment en plein air, sillonnant son champ ou bêchant sa vigne, c'est la chair des animaux trop gras ou d'une croissance trop rapide : le *cochon*, l'*oie*, le *canard*, l'*anguille ;* ce sont les viandes dénaturées par la préparation de haut goût que leur fait subir la main de l'homme : le *gibier faisandé*, le *thon*, le *hareng saur*, le *maquereau*, la *morue*, le *poisson salé*, les *coquillages*.

Enfin, à moins qu'on ne soit d'une constitution très forte, il faut s'abstenir de *persil*, de *raifort*, de *radis*, de *cerfeuil*, d'*ail*, de *cornichons*, de *champignons*, de *truffes* (quel estomac, s'il vous plaît, a jamais digéré une truffe ?), et user modérément du *cresson*, de la *chicorée amère*, de l'*olive* (qui, si elle est inoffensive, ne digère pas [1]), de l'*oseille* et des fruits plus ou moins acides, tels que la *groseille*.

L'asperge, soumise à une cuisson suffisante (en

[1] Nous avons peine à croire que l'ordinaire de Platon, quelque sobre qu'il fût, ne se composât que d'oignons et d'olives ; et bien qu'Horace nous ait dit dans le plus harmonieux langage qu'on ait jamais parlé, — malheureusement il n'est pas toujours aussi fort de pensées, — que *les olives de son verger, ses chicorées et ses mauves légères suffisaient à ses repas, et que la laitue et la courge étaient le luxe de sa table* (Traduct. de LAMARTINE, 47e entretien), nous sommes bien persuadé que l'*aurea mediocritas* (50,000 fr. de rente), dont il se disait satisfait, avait dans son menu quelques mets d'une plus savoureuse consistance.

petits pois surtout), ne nous paraît pas mériter la
proscription absolue dont la frappe notre ordonnance du docteur Pétroz [1] ; et d'un autre côté, nous
ne permettrions pas la carotte d'une manière aussi
absolue qu'elle paraît le faire. — Il appartient à
chacun d'en juger par sa propre expérience. Nous
en dirons autant de quelques autres aliments dont
nous croyons superflu de faire une mention spéciale ;
ajoutons cependant que la poire fondante, la pomme
cuite au beurre frais, la figue, le melon même d'une
maturité bien parfumée, sont pour nous de bons et
salutaires accessoires à un repas solide de pain et
de viande.

Quelques hygiénistes paraissent penser que la
condition première d'une longue vie serait de demander exclusivement son alimentation aux ardents
fourneaux de la cuisine. « L'on s'enquérait d'un
« vieillard arrivé à l'âge le plus avancé, dit un *Mar-*
« *tin Pansa* cité *cum elogio* par le docteur Turck,
« de quels moyens il avait usé pour vivre si long-
« temps. — *Je n'ai rien mangé de cru,* a-t-il ré-
« pondu, ajoutant cependant qu'il *avait été chaste*
« *et s'était tenu chaudement.* » Cette prépara-

---

[1] Le docteur Véron dit de l'asperge que c'est un *remède* plutôt qu'un *aliment*; et quoiqu'il ait commandé
plus de décorations d'opéras et de ballets qu'il n'a donné
de consultations médicales, il pourrait bien avoir ici raison;
mais ce serait un remède anodin dont il faudrait seulement
user avec modération ; et c'est ce que nous faisons.

tion culinaire par le feu s'appliquant à tout, peut
être opportune et même devenir nécessaire par la
faiblesse croissante de l'organisme. Mais nous n'en
sommes pas encore là ; seulement, depuis bien des
années déjà, nous nous privons des salades de chicorée et autres, soit parce que la mastication en est
difficile à des dents qui ne sont plus entières, soit à
raison de l'assaisonnement par le vinaigre, si ce
n'est en outre par le poivre et par la moutarde, qui
nous seraient des poisons.

Si nous avions à recommencer notre longue vie,
ce que nous ne désirons pas, quoique comparativement elle n'ait pas été trop éprouvée, les végétaux
que recommande l'homœopathie, et qui nous sont
sympathiques, prédomineraient plus encore qu'ils
ne l'ont fait dans notre hygiène alimentaire. —
Nous y serions déterminé, non par la considération
de cette longue carrière que le célèbre hygiéniste
Hufeland promet à ceux qui vivront exclusivement
de lait, de légumes, de fruits (et la vérité est que les
Brahmanes, auxquels leur religion ne permet que
cette innocente nourriture, meurent presque tous
centenaires), mais surtout parce qu'il est bien reconnu que le régime végétal, donnant un sang frais
et léger, non moins que pur, calme les tempéraments les plus irritables, et sans rien ôter à la spon-
tanéité et à la pénétration de l'esprit, fortifie la mémoire et le jugement ; qu'il nous dispose enfin, en

développant nos facultés intellectuelles, à des sentiments de bienveillance et d'humanité. Et comme,
ainsi que l'a longuement observé le grand physio-
nomiste Lavater, l'homme physique devient l'image
sensible de l'homme moral, la noble délicatesse des
traits, l'affable et vive expression de la physionomie, la gracieuse souplesse des membres seraient
encore des bienfaits de ce régime pythagoricien[1].
Et de quel prix la beauté corporelle ne doit-elle pas
être pour nous, lorsque nous voyons notre Roi céleste s'en revêtir, lui et la Femme qui devait humainement être sa Mère? — C'est, si notre mémoire ne
nous trompe, la réflexion du grand moraliste Montaigne.

Nous savons d'ailleurs que Pythagore était le
plus bel homme de son siècle, en même temps que le
plus sage et le plus éclairé ; et qu'Épaminondas,
Architas, Milon de Crotone, non moins fortement
doués, sortaient de son école[2]. Sénèque, à Rome,

[1] La médecine savante a fait la même observation. —
L'hygiène morale perfectionne le physique, non seulement
pour la force, mais pour la beauté des formes. Le fond de
la physionomie est un indice à peu près certain du caractère et des aptitudes de la personne. En effet, la fréquente
répétition de certains mouvements en rapport avec la passion dominante doit nécessairement à la longue imprimer
une trace plus ou moins profonde sur les chairs du visage ;
et c'est ainsi que la pratique des devoirs peut modifier les
conditions physiologiques de l'être humain. (DEVAY, *Hygiène
des familles*, p. 206, 207.)

[2] *Influence des aliments sur le physique et le moral,*

s'était, par les conseils de son précepteur pythagoricien, abstenu de viandes, et il témoigne que cette
sobre alimentation, qui rendait son esprit plus vif et
plus ferme, lui était devenue non pas seulement facile, mais agréable.

Parmi les modernes, Lamartine doit probablement à l'horreur de sa noble mère pour les chairs
palpitantes, sa beauté et les premiers éclatants es-
sais de son génie poétique. « Ma mère (nous apprend-
t-il par ses *Nouvelles Confidences* [1]), persuadée que
cette nourriture de sang, plus succulente et plus
énergique en apparence, contient des principes irritants et putrides qui assombrissent et abrégent les
jours de l'homme, ne permit pas qu'on m'en servît
pendant tout l'heureux temps que je restai sous sa
direction. Ma santé n'en fut pas moins forte, mon
développement moins rapide, et peut-être est-ce à
ce régime que j'ai dû cette pureté de traits, cette
sensibilité exquise d'expression et cette douceur
sereine d'humeur et de caractère que je conservai
jusqu'à ma seconde adolescence. » — Bernardin de
Saint-Pierre avait dit avec plus de précision et d'un
accent plus ferme : « Le régime végétal, qui com-
« porte avec lui plusieurs vertus et n'en exclut au-

---

par RAMBOSSON, d'après des mémoires présentés et lus à
l'Académie des sciences, les 12 novembre 1866, 26 mars et
2 avril 1867. (*Correspondant*, 10 mai 1869.)

[1] T. 1er, p. 81.

« cune, influe très heureusement sur la beauté du
« corps et sur la tranquillité de l'âme [1]. »

Un bienfait secondaire du régime végétal, dont la
foule des hygiénistes ne dit pas un mot, qu'elle ne
paraîtrait pas même soupçonner, mais auquel nous
attacherions le plus grand prix, serait de conserver
au vieillard même la pure et fraîche haleine de son
enfance. Quoi de plus précieux en effet, et physiquement et même moralement, que cet heureux
don dans les rapports habituels de société, et surtout dans les intimes confidences du foyer domestique? Ah! ne mettons point à une trop rude
épreuve les dévouements du sang et de l'amitié, en
faisant de notre estomac le foyer d'une fermentation

[1] D'une constitution saine mais délicate, Descartes demandait à la diète végétale, la croyant d'ailleurs favorable au
développement du génie, les longues années de la vie patriar-
cale. Sortant d'une table royale, où il avait préféré aux
plus somptueux mets les plus simples productions de la
nature (ses légumes et ses fruits), il écrivait au Père Mer-
senne : « Je n'ai jamais eu tant de soin de me conserver ;
« je pensais naguère que la mort ne pouvait m'ôter que
« trente ou quarante ans ; aujourd'hui elle ne saurait me
« surprendre sans me ravir l'espérance de plus d'un siècle;
« car il me semble voir évidemment que si nous nous gar-
« dions de certaines fautes de régime, nous pourrions sans
« autre invention (il était loin, comme on voit, du char-
« latanisme du Rose-Croix), parvenir à une vieillesse beau-
« coup plus longue et plus heureuse, » ajoutant toutefois
qu'il *avait encore trouvé mieux que le moyen de vivre :
à savoir le moyen de ne pas craindre la mort.*
Nous n'apprendrons à personne que Descartes a été, dans
toute la force de l'âge, littéralement tué par le ciel glacé de

putréfiante ! N'éloignons pas de notre personne, comme d'un cloaque infect, les trop rares aimables visiteurs ! N'ayons pas besoin, pour que l'on s'empresse autour de notre vieillesse, des séductions de l'or ou de l'*incomparable majesté du grand roi* !

Les délicats y trouveraient encore pour eux-mêmes un avantage que nous osons à peine signaler, bien qu'il ne soit pas à dédaigner, si nous en jugeons par nous-même, qui ne sommes rien moins qu'une petite maîtresse. Nourrissez-vous comme l'a été Lamartine dans son heureuse adolescence, et vous pourrez vous passer, ou à peu près, de ce cabinet inodore, qui le plus souvent remplit si mal son office. Écoutez là-dessus, si vous y attachez quelque intérêt, un honnête et savant médecin hygiéniste qui établit sa proposition par une comparaison industrielle, dont on peut dire, avec le Gros-René du *Dépit amoureux*,

> . . . . . . que la comparaison
> Nous fait distinctement *sentir* une raison.

Lorsqu'on alimentait, dit-il, la locomotive avec du

la Suède, où l'avait attiré la célèbre Christine par ces séductions royales, dont les reines surtout ont le secret. Il avait su résister à celles de Richelieu et de Louis XIII, et dans son noble désintéressement, avait refusé les offres les plus généreuses de la Hollande, *se chargeant de la reconnaissance sans se charger du bienfait.* — « C'est au public, écrivait-il, à payer ce que je fais pour le public. » — Né d'un conseiller au parlement de Bretagne, il n'avait ou on patrimoine qu'une petite seigneurie du Poitou, d'une valeur d'environ 7,000 fr., dite *du Perron*. Son père lui en avait donné le surnom ; mais la postérité ne le lui a pas conservé.

charbon épuré, elle passait à peu près inoffensive ; maintenant qu'on la bourre avec des briquettes de goudron, la pauvre machine ayant peine à digérer cette nourriture grossière, en est oppressée et répand le long de la route une fumée grasse dont les voyageurs sont incommodés. *Voilà où en sont nos machines digérantes ;* « si leurs *excreta* sont im-« purs, c'est que les *increta* le sont également [1]. » A cela qu'y a-t-il à faire? Évidemment revenir au coke, à l'innocente alimentation de l'âge d'or.

Autre avantage du même ordre infime. La médecine pathologique a observé que dans l'enfance l'urine est d'une grande limpidité et presque *inodore ;* que chez le vieillard au contraire elle est très colorée et désagréablement *odorante* [2] ; ce qui annoncerait, suivant elle, dans les principes qui la constituent, une concentration productive d'une foule de maladies et d'infirmités [3]. En vieillissant, revenons donc, autant que possible, au régime de l'enfant.

[1] *Le livre de tout le monde sur la santé*, p. 170, 171, par le docteur BURGGRAEVE, professeur à la Faculté de médecine de Gand.

[2] Sur ce diagnostic nous pourrions, avec notre régime plus qu'à moitié végétal, nous croire encore enfant. — Qu'on veuille bien excuser cette note personalissime et d'autres qui ne le sont guère moins, par le *quidquid dixerit, probat faciendo.*

[3] RÉVEILLÉ-PARIZE, *De la vieillesse*, chap. vii, *in fine.*

XII

En ce qui touche la qualité des liquides, nous nous en tiendrons à ce que nous avons été amené à dire plus haut : qu'il n'y avait de salutaire pour Cornaro que le vin dans toute sa jeune verdeur, tandis que pour nous, quand nous jugerons à propos d'en accélérer nos lentes digestions, ce sera le plus *peau d'oignon* qu'ait pu conserver dans son antique franchise un profond et frais souterrain. La très grande majorité des vieux estomacs sera sans doute de notre avis.

Nous serions bien tenté de voir dans le vin plutôt un puissant remède qu'une saine boisson alimentaire ; *vinum potens, vinum nocens*, disait en ce sens un ancien ; Plutarque, en son traité spécial *De sanitate tuenda*, l'appelait « la plus agréable des médecines. » — Mais nous ne saurions soutenir une thèse aussi hostile au bon cru paternel. Que deviendraient notre vieux *Clos-du-Roi*, nos mâles et savoureux *Santenots*, bien au-dessus du *Vougeot*, surtout depuis que ce clos célèbre n'est plus façonné et vendangé par les bons moines [1] ? Irait-on les cher-

---

[1] Les moines de Cîteaux partageaient le clos défriché par leurs mains en trois zones, de l'est à l'ouest (parallèles à la grand'route qui le borne au midi), et ne donnaient

cher aux purgatifs bocaux de nos modernes *bon monsieur Fleurant?* Nous ne répugnerions pas absolument à ce panégyrique qu'un hygiéniste de la vieillesse fait de nos vins, — d'une saveur délicieuse, il faut en convenir, et d'une propriété tonique au plus haut degré, que n'a point assurément, et loin de là, cette *méchante cervoise du Nord,* comme dit Rabelais. — « Un vin franc ranime le corps, maintient l'esprit dans une activité facile et constante, fait naître et développe les penchants bienveillants, la confiance, la cordialité ; enfin émousse la pointe du chagrin et reconforte le cœur mélancolique du vieillard. Tout dépend du mode et de l'à-propos [1]. »

comme *Vougeot* que celle du milieu. Celle du *dessus,* comme ne parvenant pas à une maturité parfaite, et celle du *bas,* comme ne donnant qu'un produit grossier, étaient jetées dans les vins communs. Les industriels d'aujourd'hui établissent au contraire leurs zones verticalement du nord au sud, afin, bien entendu, que le tout soit acheté au plus haut prix. Voilà ce que nous avons gagné à la suppression des moines. L'habile administrateur, au moment de la confiscation nationale, portait l'heureux nom de Dom *Gobelet.*

[1] Réveillé-Parize, *De la vieillesse,* p. 350. — C'est ce qu'il aurait pu confirmer par l'autorité des livres sapientiaux, le plus saisissant traité d'hygiène morale qui ait été donné aux hommes : « Le vin a été créé pour être la joie de l'homme... Pris avec tempérance, c'est comme une seconde vie ; il élève le cœur et l'âme, et donne au corps la santé. » *Vinum in jucunditatem creatum est... æqua vita hominibus... Exsultatio cordis et animæ... et sanitas corpori sobrius potus.* (Ecclesiastiq., XXXI, v. 35, 31, 36, 37.)

L'abus est malheureusement trop facile, trop près du salutaire usage; et trop souvent, dans la famille, ce sont ceux auxquels il conviendrait de s'abstenir de vin qui en consomment le plus. « Ainsi, dit le docteur « Francis Devay, l'on voit des hommes sanguins, « ayant un grand fonds de vigueur organique, pré-« disposés aux congestions cérébrales, boire à longs « traits ces boissons fermentées ; tandis qu'à leurs « côtés des femmelettes énervées, des enfants pâles, « à demi scrofuleux, semblent redouter d'en por-« ter quelques gouttes à leurs lèvres décolorées. « Il est facile de comprendre que c'est l'inverse qui « devrait avoir lieu. »

Il est un breuvage bien autrement séduisant que le vin, fût-ce le Vougeot de Dom Gobelet, aussi puis-

Et par opposition, quelle énergique peinture de la dégradation qu'entraîne l'intempérance ! « Le vin bu avec excès est l'amertume de l'âme... Il produit la colère, l'emportement, et entasse les ruines.. , les meurtres... Fécond en paroles dépravées, . il mord comme un serpent, et répand son venin comme un basilic... Qui met son plaisir à vider les coupes, sera comme le pilote qui, dans une lourde somnolence, le regard obscurci, perd, en pleine mer, le gouvernail de son navire. » *Amaritudo animæ vinum multum potatum... Iram, irritationem, et ruinas facit . et vulnera...Loquetur perversa... Mordebit sicut coluber, et sicut regulus venena diffundet... Cui væ, cui foveæ, cui suffusio oculorum?... Nonne illi qui studet calicibus epotandis?... Et erit sicut dormiens in medio mari, et quasi sopitus gubernator amisso clavo.* (Ecclesiastiq., chap. XXXI, v. 39, 38, 40 — Proverb., chap. XXIII, v. 33, 32, 29, 30, 34.)

sant qu'agréable digestif, le café. — Notre ordonnance homœopathique nous l'interdit, et nous nous
soumettons à peu près à cette rigoureuse prescription. — Cependant nous conseillerions ce breuvage,
qui enivre un honnête homme sans altérer sa raison,
le nectar des dieux olympiens assurément, aux
constitutions obèses, aux tempéraments lymphatiques. Mais il est certain qu'un tempérament sanguin, avec prédominance nerveuse, pourrait s'en
mal trouver. « Les personnes d'un tempérament
« sec doivent regarder cette liqueur comme un vé-
« ritable poison [1]. »

> Rien de plus séduisant que l'arabique Fève.
> Veut-on tout éveillé se bercer d'un beau rêve,
> Se raviver l'esprit, s'épanouir le cœur?
> Qu'on savoure à longs traits l'odorante liqueur !
>
> . . . .
>
> Enfants, défiez-vous de cette enchanteresse,
> Et renvoyez sa coupe à la lente vieillesse;
> Le café n'est rien moins qu'un breuvage innocent;
> Quoi qu'en ait dit Voltaire, il tue en caressant [2].

Ce Voltaire, le bon sens personnifié lorsqu'il n'é-
tait pas égaré par sa passion antireligieuse ou par
sa puérile vanité, avait eu d'ailleurs une excellente
idée : c'était de modérer l'action du café par un pur
et confortable chocolat. Ce mélange aussi sain qu'a-
gréable aura certainement plus que la casse pro-

---

[1] Lorry cité par le docteur DEVAY, *Hygiène des familles*,
t. 1er, p. 403.
[2] Epîtres morales de l'auteur.

longé ses jours et soutenu son génie [1]. — Nous en avons fait nous-même de temps à autre une heureuse expérience ; c'était notre préparation hygiénique à un long plaidoyer ou à une leçon solennelle.

En flattant beaucoup moins notre goût et notre odorat, le thé, plus sûrement encore que le café, nous ôterait le sommeil. Ce ne serait, à notre avis, qu'un remède contre une pénible et périlleuse réplétion [2].

Le lecteur qui est le moins du monde entré dans notre pensée, a certainement compris, sans que nous l'ayons catégoriquement exprimé, que les liqueurs, eaux-de-vie, plus ou moins pures, plus ou moins habilement déguisées, sont, dans notre régime hygiénique, frappées d'une proscription générale et absolue. — Nous avons encore à peu près intacts les flacons de cognac, rhum, kirsch, anisette Grisard, huile de vanille, crême de Barbade, etc., etc., qui nous viennent de l'office paternelle des dîners de

---

[1] Allusion à ce vers de Delille :

> La casse a prolongé les jours du vieux Voltaire.

[2] « Que le thé et le café demeurent, à des doses modérées toutefois, l'adjuvant de ceux qui digèrent sous le ciel brumeux de Londres ou de Rotterdam ; mais qu'une fatale imitation ne s'empare pas des habitants d'un climat plus doux ; que la famille écarte à jamais des lèvres de ses enfants ces breuvages funestes, auxquels la surexcitation nerveuse paie un si large tribut. » (*Hygiène des familles*, par le docteur Francis DEVAY, t. 1er, p. 405.)

cérémonie et qui, datant de plus d'un siècle, doivent
avoir perdu beaucoup de leur homicide alcool. —
Les amis auxquels, dans nos modestes grands galas,
l'usage nous obligeait à les offrir, les trouvaient à
peu près inoffensifs. — Il fallait bien toutefois que,
dans nos fêtes de famille, nous fissions honneur aux
salutaires liqueurs de la bonne ménagère (eaux de
coings et cassis), sucrées *ultra modum* à notre in-
tention ; mais quoiqu'elles eussent l'onctueuse douceur de la voix qui les recommandait avec une affectueuse insistance, nous n'y revenions guère à
deux fois, tout en nous reprochant notre hygiénique
ingratitude.

Si nous insistons sur l'abstention de ces liqueurs
spiritueuses, c'est pour signaler le pernicieux préjugé qui les fait considérer comme un spécifique
souverain contre d'incommodes flatulences ou fla-
tuosités. L'on peut en éprouver un soulagement mo-
mentané, mais l'on ne fait qu'aggraver la cause du
mal ; chaque jour on double la dose jusqu'à l'hébéte-
ment ou le coup de foudre apoplectique [1]. Cette indisposition fâcheuse tenant à un défaut de contractilité vigoureuse du canal intestinal, l'on doit en
chercher le remède dans une alimentation plus plastique, plus facilement animalisable, et en même
temps plus modérée. — L'on pourra aussi faire

---

[1] *Hygiène des familles*, du docteur DEVAY, t. 1er, p. 420.

usage de boissons plus toniques, sans qu'elles soient plus alcooliques. — Nous ne repousserions pas, au besoin, un petit verre de *franc* malaga, si l'industrie nous permettait d'en avoir en France. Mais le plus sûr nous paraîtrait de doubler la dose de sucre dans le verre d'eau habituel [1].

XIII

La dernière phase du travail des organes digestifs, la défécation, ne demande pas moins que l'alimentation même à être attentivement surveillée, et s'il se peut réglementée. La nature semblerait avoir voulu, comme pour rabaisser notre orgueil, que, suivant l'expression de l'illustre médecin Bordeu, *nous n'existassions que* PAR *et* POUR *cette humiliante fonction.* — Il importe à la vie du vieillard surtout, qu'elle s'accomplisse facilement et régulièrement. Qu'on ait vu des individus, bien portants d'ailleurs, n'aller à la garde-robe qu'une fois par semaine ; que, comme le raconte Voltaire à sa nièce,

[1] Notre honorable pharmacien de la place des Cordeliers fabrique un savoureux sirop *d'écorces d'oranges amères* sans alcool, qui conviendrait à notre paresseux estomac plus que le vin de *Dugeaud* à quinquina et cacao, dont il a le dépôt. Ce vin, qu'il nous offre avec un candide désintéressement d'amour-propre, pourrait bien n'être qu'un malaga frelaté d'un prix exorbitant.

il y ait eu une vieille demoiselle accouchant tous les quinze jours d'un corpuscule sans nom, sec comme sa personne même ; qu'un valide vieillard ait atteint sa cent seizième année, en mettant entre chacune de ses selles l'intervalle d'un mois : — et qu'est-ce que tout cela, auprès du cas bien avéré du chirurgien de marine de Rochefort satisfaisant à ce besoin pour le temps indéfini d'une expédition au Sénégal ? — ce sont là de rares exceptions qu'il serait très périlleux de prendre pour exemple. Ce *bene moratus venter*, dont le grand philosophe stoïcien Sénèque fait le principe de la liberté de l'homme, est du moins un élément essentiel de sa santé. La matière des aliments, dépouillée de toute sa viabilité au profit de l'organisme qu'elle a parcouru [1], devient un corps inerte qui doit de toute nécessité, à peine des plus grands désordres, être rejeté au dehors. Le grand Napoléon a beaucoup souffert d'une constipation, chez lui presque habituelle, et son ami Talma, qui lui apprenait à jouer dans les grandes circonstances son rôle de majesté césarienne, en est mort.

Le charlatanisme médical a préconisé, comme remède souverain à cette maladive prédisposition, les pilules d'aloès. Ce tonique, très violent purgatif, produit rapidement l'effet désiré, mais au grand

---

[1] D'après le médecin anglais Cheyne, le passage des aliments depuis le repas jusqu'à la défécation serait, suivant les constitutions, de trois à six jours.

détriment de l'organe même qu'il s'agit de soulager ;
nous préférerions, sans toutefois la conseiller à personne, la matérielle croûte de pâté que s'administrait
en pareil cas la célèbre Clairon [1], par application
du vulgaire axiôme qu'*un clou chasse l'autre.* Ce
serait sans doute une formidable indigestion, à
laquelle ne s'exposera pas la plus vulgaire prudence,
mais sans la pernicieuse irritation que produit
l'amère résine africaine ; l'on n'aurait pas à en re-
doubler progressivement la dose et le péril, et avec
une forte organisation, l'on en serait quitte, comme
la grande tragédienne, pour un jour de diète.

Voltaire, toujours si bien inspiré lorsqu'il s'agis-
sait de sa santé, avait, sur l'avis de l'Hippocrate du
siècle, Tronchin, substitué à l'irritant aloès la lénitive
pulpe de casse, et il ne s'en est pas trop mal trouvé.

Notre pratique à nous, qui n'avons point l'estomac
de la Clairon, est cet anodin médicament [2], dont,
aux grands éclats de rire du parterre, notre grand
génie comique, *qui n'a pas toujours bon ton, mais*

---

[1] C'est cette puissante actrice qui, jouant le rôle d'Inès
de Castro, s'avance sur la rampe et apostrophe ainsi le
parterre éclatant de rire, à l'entrée des enfants : *Ris donc,
sot parterre ; écoute et tu pleureras.*

[2] Plotin qui, au rapport de Porphyre, avait honte d'être
logé dans un corps, ne croyait pas qu'il fût de la bienséance ni de la dignité d'un philosophe d'employer un
tel remède, que s'administre instinctivement je ne sais quel
animal.

n'est jamais de mauvais goût [1], fait poursuivre son gentilhomme provincial par une escouade d'apprentis dans l'art de nous empoisonner. Et notez bien d'ailleurs que nos clystères (pour appeler les choses par leur nom), dont, au moyen d'un élégant et facile clysopompe, nous sommes nous-même le ministre, ne sont que de l'eau pure, un peu tiède, d'un volume suffisant pour *déterger, ramollir et lubrifier* nos sèches et récalcitrantes entrailles (style de M. Fleurant), mais jamais copieuses au point de nous donner la colique [2].

Quelque inoffensive que soit notre prescription médicale, elle aurait elle-même cependant le grave inconvénient de rendre l'intestin paresseux, et de se transformer en une habituelle et incommode nécessité ;

[1] C'est ce que disait à une représentation du *Malade imaginaire* le lettré et judicieux Louis XVI à Marie-Antoinette.

[2] Nous nous en gratifions le matin avant notre premier léger repas ; et quoique nous ne pensions pas avec *Sancho-Pansa qu'une chose bonne à prendre soit toujours bonne à garder*, nous les conservons précieusement sans que notre patience en soit trop désagréablement éprouvée, trois, quatre, cinq, six heures ; de telle sorte que la défécation s'opère naturellement et qu'il ne résulte de cette selle artificieusement provoquée aucune interruption, aucune irrégularité notable dans l'action de l'organisme dont il s'agit. Bien entendu, nous ne faisons de ceci une règle pour personne ; mais nous croyons que généralement l'on s'en trouvera bien. C'est comme un *bain intérieur* qui produit un rafraîchissement très salutaire.

et il vaut mieux encore, en modifiant son régime,
n'être point dans le cas d'y recourir. « La médecine
« par les aliments sera toujours la meilleure et la
« plus sûre. » Sous le coup de vives préoccupations, qui ralentissent encore nos digestions, nous
sentons-nous disposé à une opiniâtre constipation ?
A la partie plastique de notre menu (viande, œufs,
confitures au sucre), nous substituons plus ou
moins des aliments rafraîchissants, laxatifs même
(herbes potagères, fromage blanc, miel).

Cette pratique doit réussir aux tempéraments
sanguins avec ou sans prédominance nerveuse.
Quant aux constitutions lymphatiques, la constipation y ayant pour cause, non une sécheresse musculaire du canal intestinal, mais une débilité qui
s'accroît par l'âge, il faudrait plutôt, sauf meilleur
avis, recourir, pour faciliter les évacuations alvines,
aux fortifiants toniques qui rendraient ou maintien-
draient à cet organe son contractile ressort.

En thèse générale, l'on doit redouter la facile
abondance des garde-robes, beaucoup plus que leur
laborieuse rareté. Une active et vigoureuse santé
s'allie très bien avec une constipation modérée.
« Les personnes habituellement resserrées, dit un
« hygiéniste de la vieillesse [1], sont plus fortes mo-

---

[1] TURCK, *De la vieillesse étudiée comme maladie*, 2ᵉ édit.,
p. 41.

« ralement et physiquement... L'on sait comment
« le peuple caractérise les lâches. »

Nous ne verrions rien de hasardeux ou d'inquié-
tant à ce qu'on ne vaquât à cet office peu attrayant
que de deux jours l'un, — et telle a été notre pratique personnelle pendant un bon demi-siècle ; — ce
serait diminuer de moitié une sorte de servitude
dont l'on rougit, et gagner sur le temps, par chaque
année, trente ou quarante utiles heures de travail.
Mais à tout considérer, il est préférable, surtout dans
la seconde vieillesse, d'alléger chaque jour et régulièrement l'intestin de matières qui, gênant la cir-
culation viscérale, peuvent déterminer des congestions à la poitrine et à la tête.

Le plus profond penseur de l'Angleterre, ni plus
ni moins que le célèbre Locke, nous a donné, pour
atteindre ce but désirable, une recette des plus
simples, dont nous nous sommes fait la plus heureuse application, et que nous ne saurions trop re-
commander à nos vieux lecteurs.

La cause habituelle de nos périlleuses constipa-
tions, ce sont précisément ces vives préoccupations
d'esprit qui, pendant toute une longue journée, nous
font remettre de quart d'heure en quart d'heure à
satisfaire un besoin qui paraît en soi n'avoir rien de
bien pressant ; et une selle, qui le matin eût été
facile, est le soir devenue à peu près impossible par

l'agglomération condensée des matières inertes à expulser.

Eh bien ! nous dit le grand philosophe anglais, que ce soit en sortant du lit votre première œuvre ; que vous vous y trouviez ou non prédisposé, peu importe ; bientôt l'habitude l'emportera et régularisera la fonction avec une précision dont vous serez agréablement surpris ; vous y gagnerez même, avec une disposition meilleure du corps et de l'esprit, nombre de précieux instants, débarrassé que vous serez pour le reste du jour d'une incessante et fatigante inquiète préoccupation.

Et le méditatif auteur du traité *in-folio* de l'*Entendement humain*, suivant la Harpe [1], *le plus puissant logicien qui ait existé*, est ici parfaitement dans le vrai ; nous avons fait de son procédé défécateur une expérience au plus haut degré décisive [2]. Ainsi gloire à Locke, médecin hygiéniste de la défécation ! Il a certainement, par cette recette de bonne femme de ménage, qui n'a pas dû lui coûter de bien longues méditations, mieux mérité de toute l'humanité, et particulièrement des savants penseurs, les plus constipés des pauvres mortels, que par sa

---

[1] *Philosophie du dix-huitième siècle*, t. ii, p. 247, édit. Frantin de 1820.

[2] C'est, à ce que l'on vient de nous dire, une tradition à Paris, chez les gens de bureau, qui n'ont pas lu Locke ; habitude très raisonnable dans un métier absurde.

colossale élucubration philosophique qui, en dépit
de ses bonnes intentions, a fait plus d'athées que de
fervents chrétiens [1].

XIV

Il est un autre besoin, comme accessoire à celui
dont nous venons de disserter aussi utilement que sa-
vamment, auquel il n'importe guère moins de donner
une prompte et pleine satisfaction, la sécrétion urinaire. L'école de Salerne en fait un de ses préceptes
fondamentaux :

Nec mictum retine..... [2]

Nous ne lui avons pas cependant toujours obéi

---

[1] Locke, par respect pour la souveraine puissance créa-
trice, n'ose pas affirmer qu'il soit impossible à Dieu de
rendre la matière même susceptible de pensée. La philosophie de notre dix-huitième siècle n'a pris dans le religieux
traité *De l'entendement humain* que ce doute imprudent,
et en a conclu « que nos idées n'étaient que des sensations ;
que notre âme se trouvait tout entière dans nos sens, et
qu'il n'y avait pas d'autre Dieu que la matière même. »
C'est ainsi notamment que raisonne Helvétius, de triste
mémoire. Le pauvre Locke eût été bien surpris et confus
d'avoir professé l'athéisme, lui qui croyait fermement non
pas seulement en *Dieu le père*, créateur du monde, mais en
Dieu le fils, sauveur de l'homme déchu ; ses dernières paroles
ont été : « Je meurs persuadé que je ne peux être sauvé que
par les mérites de Jésus-Christ. » (LAHARPE, vol. précité,
p. 252.)

[2] *Operis institutum*. — Cuvier s'était imposé la loi de se

avec un docile empressement ; et s'il n'en est jusqu'à ce jour résulté pour nous aucun grave inconvénient, cela tient sans doute à ce que l'organisme à mettre en action nous est heureusement resté dans son salubre état primitif.

Que voulez-vous ? c'est une lettre pressante qui semblait ne plus nous demander que quelques instants ; c'est une pensée dont l'heureuse expression pouvait nous échapper ; ou bien il y aurait à descendre d'une calèche, où nous avons les pieds secs et chauds, pour y remonter avec la chaussure trempée d'une boue liquide ou d'une neige glaciale ! En de telles circonstances, nous nous sommes, de propos délibéré ou sans nous en rendre compte, comme instinctivement, le plus souvent résigné à subir momentanément une gêne incommode ou petite souffrance à laquelle nous savions que nous mettrions un terme prochain à peu près dans les mêmes conditions qu'à l'instant même ; et nous croyons que toute personne d'une constitution saine pourrait comme nous commettre impunément la même imprudence.

Après cela, si la pression devenait trop vive, nous ne pousserions pas cette accidentelle épreuve jusqu'à la rendre mortelle. Nous trouverions-nous, comme

lever ponctuellement de deux en deux heures pour satisfaire aux sollicitations de la nature. (*La médecine* de Charles DAREMBERG, p. 367.)

le malheureux Tycho-Brahé, dans la voiture d'un
Hapsbourg [1], nous dirions à sa majesté impériale :
« Veuillez nous permettre de vous quitter un instant,
par une impérieuse nécessité de la nature ; tout
n'est pas, chez moi comme chez vous, à la taille d'un
grand empereur. » C'est ce que dit un jour un certain abbé Bastiani à ce roi prussien, toujours botté,
dont une petite province volée à l'Autriche a fait
Frédéric le Grand, qui le tenait impitoyablement à
table depuis plus de quatre heures, et ne supposait
pas qu'il pût y avoir des capacités abdominales moins
vastes que la sienne.

S'il fallait en croire les médecins hygiénistes, il se
produirait de très bonne heure, bien avant la première vieillesse, dans l'appareil organique dont il
s'agit, de menaçantes altérations : soit une excitation
anormale qui pourrait aller jusqu'à l'inflammation
morbide, soit une atonie qui amènerait la sale et
repoussante incontinence dite *le fléau de la vieillesse*.

Cette dégradation précoce a pu s'observer chez
des hommes qui se sont livrés à des excès vénériens,
surtout s'ils y ont trouvé le mal honteux qui a tué
la forte race des Valois [2] ; mal si bien nommé par

---

[1] L'illustre astronome est ainsi mort, *par bienséance*,
dans l'équipage de l'empereur Rodolphe.

[2] Quels chétifs enfants et petits-enfants a eus ce François Ier, luttant victorieusement au Camp du Drap d'or

un médecin moraliste : « Le châtiment du liberti-
nage, » *prostibuli flagitium*. Mais notre hygiène
n'est point pour ces hommes qui se sont empoisonné les sources mêmes de la vie ; nous les ren-
voyons nous-même à la médecine savante, qui en
fera ce qu'elle pourra.

Tout ce que nous aurions à craindre ici, c'est
qu'un excès de travail, dont il est souvent difficile de
se défendre, ou qu'une longue suite d'amères décep-
tions ou de vives afflictions, dont on se défend moins
encore, n'amenât, dans un organisme que la nature
même y dispose, une sorte d'irritation nerveuse qui,
lui laissant toute sa contractilité, en rendrait l'action plus ou moins douloureuse. Eh bien ! que pres-
crirait en ce cas la science médicale ? « Un régime
qui ne soit ni excitant ni échauffant, un régime d'où
seraient exclus tout assortiment de haut goût, tout
condiment à saveur âcre et tout liquide quelque
peu fortement alcoolique [1]. » Or, c'est précisément
notre alimentation habituelle ; et nous pourrions au
besoin, comme en d'autres circonstances, y faire
prédominer la partie rafraîchissante, les bouillons
de poule, le fromage frais, le melon, les poires dites
fondantes.

contre le colossal Henri VIII d'Angleterre, et portant
légèrement une cuirasse sous le poids de laquelle succom-
berait l'homme de nos jours le plus vigoureusement con-
stitué !

[1] RÉVEILLÉ-PARIZE, *De la vieillesse*, p. 405.

XV

Nous aurions encore un puissant moyen de neutraliser cette prédisposition à une irritation maladive : les bains d'eau tiède, multipliés et prolongés au delà de ce qui est dans nos habitudes. Les médecins hygiénistes ne les conseillent que de deux jours l'un, et en limitent la durée à une demi-heure ou trois quarts d'heure au plus [1]. Nous croyons qu'à une température peu élevée, l'on peut avec avantage en user plus souvent et plus longuement. Nous y restons tant que nous nous y trouvons bien et que nous n'avons rien de mieux à faire , et nous ne nous apercevons pas que nous en sortions plus faible ou plus exposé aux rhumes et catarrhes. Tout ce que nous paraîtrait conseiller la prudence, c'est de laisser la température du bain se rapprocher graduellement de celle du milieu atmosphérique qui doit le remplacer. Le bain est communément réputé tiède de 25 à 30 degrés, échelle de Réaumur. Mais chacun doit en juger eu égard à ses dispositions physiologiques du moment et à la température variable de la saison, ou plutôt du jour même. Bien entendu, l'on ne prend pas de bain lorsqu'on est enrhumé ou

---

[1] *Hygiène populaire* de Massé, 1856, t. Ier, p. 161.

par un froid de 10 ou 12 degrés, et moins encore sous un épais et pénétrant brouillard.

Les bains d'eau tiède ne rendent pas seulement plus facile et plus complète l'une des plus impérieuses de nos sécrétions, ils donnent à notre organisme plus de vitale souplesse. Nous en éprouvons personnellement un bien-être général, une sorte de rajeunissement physique et moral ; et nous ne nous étonnons pas que des utopistes y aient vu un moyen d'arriver au jugement dernier sans passer par les ténèbres de la tombe. Le vieil Eson ramené par Médée aux beaux jours de son adolescence pourrait bien être une allusion mythologique aux salutaires effets du bain dans une extrême vieillesse. Il est généralement reconnu aujourd'hui qu' « un usage « modéré des bains tièdes convient surtout aux per- « sonnes d'un âge avancé [1]. » L'Hippocrate des Latins, Celse, qui florissait sous Auguste et Tibère, en avait fait un de ses aphorismes : *Calida lavatio et senibus et pueris apta est ;* et Pline nous apprend que pendant leurs héroïques six premiers siècles, les Romains n'ont pas eu d'autre médecine. Ce serait encore celle de la république fédérative des Etats-Unis américains, si nous devons en juger par l'exemple de son célèbre fondateur Franklin.

[1] RÉVEILLÉ-PARIZE, *De la vieillesse,* p. 367, 368.

L'art balnéaire sous les césars romains était devenu, avec les jeux sanglants du cirque ou du lac Fucile [1], un moyen de gouvernement; Néron et Caligula avaient dans leurs thermes quelque trois ou quatre mille baignoires de marbre blanc à offrir à leurs victimes ; et Titus, après la catastrophe d'Herculanéum et de Pompéi, s'empressa, pour rassurer les vainqueurs du monde contre une autre éruption du Vésuve, de faire construire d'immenses salles de bains ouvertes gratuitement à tous.

Les bains froids et même les bains de rivière pris en été, sorte de terme moyen, sont généralement préjudiciables aux vieillards. Nous nous en sommes à peu près abstenu dès l'âge de trente ou trente-cinq ans. Un grave hygiéniste allemand dit avoir observé que « loin d'arrêter les progrès de la vieillesse, les bains fréquents et prolongés d'eau froide ne font qu'en développer rapidement les caractères physiques [2]. » L'hygiéniste précité de la

---

[1] Lac desséché par Claude, où, comme inauguration à l'écoulement des eaux par un tunnel percé d'avance, 19,000 hommes montés sur cent galères, moitié *rhodiennes*, moitié *siciliennes*, durent, pour amuser l'auguste empereur, s'entr'égorger jusqu'à ce qu'il lui plût d'arrêter le carnage; signe de grâce qui n'arriva, comme il était d'usage, que lorsqu'il ne resta plus sur les galères que quelques centaines de mutilés.

[2] *La macrobiotique ou l'art de prolonger la vie humaine.* Traduction de Jourdan, Paris, J.-B. Baillère.

vieillesse ajoute que « l'on ne doit les employer
« qu'avec beaucoup de réserve, dans la jeunesse
« seulement et de loin en loin [1]. »

Mais autre chose un bain où le corps se plonge
tout entier, autre chose de simples lotions ou ablutions, dont l'hygiène législative de Moïse faisait à
tous les Juifs un rigoureux devoir. Depuis vingt et
quelques années, matin surtout et soir, nous nous
frictionnons vivement les yeux et tout le visage avec
de l'eau glacée (la plus froide que nous pouvons nous
faire donner) ; et ce puissant tout externe tonique,
nous n'en saurions douter, outre qu'il nous a préservé de petites incommodités, notamment de douloureuses fluxions, a raffermi et fortifié notre vue,
si bien qu'après nous être servi de lunettes de quarante à soixante ans, nous pouvons aujourd'hui
nous en passer, ou à peu près. Nous ne les sor-
tons plus guère de leur étui qu'à la nuit tombante,
et les moins fortes nous suffisent.

L'efficace traitement hygiénique qui a rajeuni nos
yeux sexagénaires était une tradition de famille, deux
ou trois fois séculaire pour un honorable beau-frère
auquel nous l'avons emprunté. Fils d'un centenaire modèle [2], petit-fils d'un nonagénaire mort

---

[1] TURCK, ouv. précité, p. 139.

[2] Déjà chargé du poids des trois quarts d'un siècle,
nous avons été appelé à l'honneur de prononcer sur sa
tombe même un biographique éloge accueilli avec la plus

d'une chute de cheval, lui-même, en dépit d'autres habitudes qui n'étaient plus dans l'hygiène de ses père et grand-père, a atteint sa quatre-vingt-quatrième année, un peu sourd, mais ayant encore d'excellents yeux, ses jambes de cerf, et le matin, toute son administrative intelligence. Après son tardif déjeûner, l'on pouvait n'en pas porter un jugement aussi favorable, et l'on s'est expliqué par là pourquoi il est mort..... *avant l'âge,* ont dit ses

vive sympathie et spontanément reproduit par la presse du lieu. — Voici très succinctement ce que nous en avons dit, ajoutant ici, pour la confirmation de notre hygiène alimentaire, que si cet homme vénérable ne s'était pas interdit le vin, il en usait avec une extrême modération, et que personne ne se rappelait qu'il eût une seule fois excédé sa sobre mesure : « Sorti du sein d'une pieuse mère, dans les premiers jours d'avril 1759, il était activement resté sur la scène du monde jusque dans les derniers jours de janvier 1860, c'est-à-dire un siècle et dix mois. — Uni, dans tout le frais éclat de sa première jeunesse (en sa vingt-troisième année), à une fervente chrétienne qu'il aimait du plus vertueux amour, il avait été soixante ans le plus fidèle et le plus chaste des époux. — Père de famille, il en avait rempli tous les devoirs avec une autorité sévère, mais pleine de dévouement et de générosité. — Jeune homme, alors que le saint martyr Louis XVI recueillit le pesant héritage de Louis XV, il avait été dans une sphère modeste un témoin actif de tous les événements mémorables de ce règne qui aurait dû être prospère par les hautes qualités et par les vertus du monarque, et qui a été si malheureux par les criminels égarements des sujets. — Il s'était, dans le drame sanglant de la Terreur, mis courageusement du côté des victimes et avait débuté par sauver de la hache révolutionnaire un prêtre son beau-frère. Il avait d'ailleurs, en marchant vers

enfants et petits‑enfants, non moins solidement
constitués que lui [1].

XVI

L'un des plus sûrs et plus puissants moyens
d'hygiène, le premier peut-être entre tous, c'est
l'exercice. Personne dans notre condition n'en a
peut-être aussi largement usé que nous l'avons fait.

son dernier terme, toujours gagné intellectuellement et
moralement ; sa conversation, d'une politesse appartenant à
son siècle, ne nous avait jamais paru d'un plus vif intérêt
que dans la visite que nous lui avons faite au début de sa
cent unième année. Enfin ayant reçu de sa mère le bienfait
d'une éducation fortement chrétienne, il avait paisiblement
rendu son âme à Dieu, dans ces mêmes sentiments affermis
par une pratique séculaire, et nous avions pu, à la touchante édification de ses serviteurs, parents et amis, lui
appliquer ces vers d'une de nos épîtres religieuses :

> En recevant du prêtre un pain mystérieux,
> De son lit de douleur il planait dans les cieux ;
> Et se fermant pour nous, ses yeux voyaient éclore
> De l'immortalité la radieuse aurore [1].

[1] S'il s'était soumis à notre diète lactée, lorsque nous
avons adopté ses ablutions à la glace, il nous aurait certainement survécu, et à bien d'autres. Il s'était lui-même
proposé, à ce que l'on nous a dit, de faire notre éloge
funèbre, en reconnaissance du bon témoignage que nous
avions solennellement rendu aux vertus chrétiennes de son
vénérable père, pour lequel il avait gardé, malgré quelques
actes de sévérité, un profond et respectueux attachement,
et dont il avait été, non le candide Benjamin, mais le Joseph
à double vue.

Si nous avons pendant soixante ans donné en
moyenne douze heures par jour au travail de la
pensée, nous ne nous sommes pas pour cela en-
chaîné, comme un commis de préfecture, les trois
quarts de notre vie, à un blémissant bureau de bois
de chêne ou de sapin. C'est en des excursions
champêtres, au besoin sur les grands chemins[1], que
nous avons rimé toutes nos épîtres et médité nos
plus profondes dissertations morales et juridiques.
Une demi-heure nous a toujours suffi pour buriner
sur un mince papier nos élaborations mentales de
toute une journée.

C'était la manière de Cicéron ; il allait d'une de
ses *villa* à l'autre (et il n'en avait pas moins de dix-
huit autour de Rome), créant, essayant, corrigeant
et refaisant pour la postérité[2] ses éloquents plai-

---

[1] Tandis que nous étions, un peu malgré nous, tout à la
fois avocat, conseiller de préfecture et professeur de droit,
nous avons lu tout Walter-Scott, en allant de notre pied
passer nos dimanches dans une antique chaumière, éloignée
de la ville où nous exercions nos triples fonctions, de quelque trente-quatre à trente-cinq kilomètres. Nous obéissions
à cet avis du docteur Devay : « L'homme véritablement
« désireux de se maintenir dans le bien-être et l'énergie
« de ses forces physiologiques, doit accommoder son exis-
« tence de manière à en passer une partie en plein air. »
(Ouv. précité, t. II, p. 296, 297.)

[2] Il a refait ainsi sa belle milonienne, si bien que Milon,
auquel il l'avait envoyée au lieu de son exil, s'écria, après
l'avoir lue: *Ah! si maître Cicéron avait été aussi bien
inspiré devant mes juges, je ne mangerais pas les huîtres
de Marseille.* »

doyers dont chacun avait été un événement pour la capitale du monde : *Quidquid conficio aut cogito, inambulationis fere tempus confero* [1]. J.-J. Rousseau, que nous ne proposerons pas autrement pour modèle, notamment dans sa monstrueuse ingratitude envers une pauvre femme qu'il déshonore et calomnie peut-être, dit avoir composé ses plus belles pages dans la forêt de Montmorency [2].

Si notre grand naturaliste Buffon, au lieu de rester, de son propre aveu, cinquante ans majestueusement assis sur un fauteuil Louis XIV, près de son vaste encrier d'or [3], en manchettes de dentelles et en souliers à boucles de diamants, avait fait comme l'orateur romain ou le rhéteur de Genève, il ne serait probablement pas mort avec cinquante-sept pierres dans la vessie : charge extra-naturelle qui devait bien péniblement le distraire de ses hautes méditations sur la création de la terre, un beau jour détachée du soleil par une comète errante.

[1] Ad Quint., III, 3.

[2] Platon, au dire de Plutarque, « admonestoit sagement « ses disciples de ne point remuer le corps sans l'âme, ni « l'âme sans le corps; ains de les conduire tous deux « comme un couple de chevaux attelés à un même timon. » (Traduct. d'Amyot.) — Nous avons personnellement souvent éprouvé que, comme l'exprime très bien un de nos devanciers, *un travail intellectuel trompe agréablement la fatigue physique, en même temps qu'un exercice musculaire modéré ranime la pensée et éveille l'imagination.* (*Art de vivre longtemps*, première édition, p. 268.)

[3] L'on sait qu'il a de sa propre main écrit dix-huit fois ses *Époques de la nature*.

Une marche plus ou moins active, plus ou moins
prolongée, rendra la sécrétion urinaire plus régu-
lière, plus complète, et par là même préviendra la
formation dans la vessie de ces calculs ou sécrétions
pierreuses qui en grossissant deviennent une vive
souffrance et un grand danger [1]. Elle favoriserait
également l'expulsion des matières fécales, chez les
incrédules qui, sans en avoir même tenté l'essai,
riraient du procédé philosophique de Locke. Quelques médecins hygiénistes disent avoir observé
qu'une promenade à la Vestris (fameux danseur du
premier empire), sur la pointe des pieds, est spécialement utile contre la constipation... et l'ophthalmie [2].
D'autres conseillent avec une sincère conviction de
gambader, pieds nus, sur un pavé arrosé d'eau
froide [3]. Nous ne garantissons pas l'efficacité de ces
recettes, dont la dernière pourrait d'ailleurs pré-
senter de graves inconvénients.

Un avantage bien notoire de l'exercice, et fort
apprécié par ceux qui veulent beaucoup manger sans
s'indigérer, est de hâter la digestion. L'on est allé

---

[1] Si malheureusement vous en étiez là, demandez courageusement la taille. La lithotritie, avec son apparence inoffensive, est mortelle. Nous avons vu un collègue jeune encore
y succomber après un succès menteur qui parut six mois
ne rien laisser à désirer.

[2] TURCK, ouv. préc., p. 185.

[3] *Art de vivre longtemps*, p. 131.

jusqu'à dire que « l'on digère avec ses jambes autant qu'avec son estomac ; » bien mieux, que *l'exercice est un second estomac* [1]. — Sans reconnaître à l'exercice une puissance digestive qui lui soit propre, nous l'avons toujours considéré comme un très utile auxiliaire de l'organe auquel cette mission paraîtrait exclusivement confiée par la nature. Toute la question est pour nous de savoir quand et comment il convient le mieux de s'y livrer.

Il semble que, dans l'esprit du double axiôme précité, ce doive être après que les aliments sont dans l'estomac. Eh bien ! non ; s'il faut en croire la science, ce serait auparavant et d'une manière absolue. L'Hippocrate latin dont, pour le dire en passant, un docteur qui devrait le connaître mieux que nous attribue la doctrine au véritable Hippocrate [2], Celse, enseigne très positivement que l'exercice, qu'il place au premier rang des soins hygiéniques, « doit *toujours* précéder le repas, » ajoutant en homme pratique que « le mouvement doit d'ailleurs être plus vif et plus répété chez l'homme qui travaille peu et digère bien, que chez celui qui est soumis à une grande fatigue et digère mal [3]. » L'école de Salerne dit plus

---

[1] RÉVEILLÉ-PARIZE, *Hygiène de la vieillesse*, p. 375.

[2] *Art de vivre longtemps*, p. 126.

[3] *Prima curatio est exercitatio quæ semper antecedere cibum debet : in eo qui minus laboravit et bene concoxit, amplior ; in eo qui fatigatus est, et minus concoxit, remissior.*

énergiquement encore qu'après le repas il faut garder le repos du serpent boa repu de sa proie :

.... Post prandium sta.

Le problème, suivant nous, serait très complexe
et à résoudre par de multiples distinctions sur
lesquelles chacun doit ici surtout faire appel à sa
propre expérience. Voilà probablement pourquoi le
grand Hippocrate n'a point formulé d'aphorisme
sur l'exercice à prendre pour venir en aide à l'estomac.

Il est sensible qu'un exercice qui exige un grand
déploiement de forces musculaires doit ralentir
plutôt qu'accélérer l'action des organes digestifs. Il
n'était guère besoin pour s'en assurer d'ouvrir les
entrailles à deux pauvres chiens, dont l'un avait
dormi dans sa loge et l'autre couru les champs,
après avoir pris la même quantité d'aliments. Que
la digestion du *dormeur* fût plus avancée que celle du
coureur, il aurait fallu, pour que le contraire arrivât,
une organisation de beaucoup plus richement douée
en celui-ci qu'en celui-là. Il est dans la nature même
des choses qu'une force double soit nécessaire pour
un double labeur simultané.

D'après cela, une longue marche d'un pas rapide
est-elle en nos habitudes hygiéniques ? Nous devons
la faire avant d'imposer à notre estomac le travail

d'une digestion tant soit peu laborieuse [1]. Nous y trouverons d'ailleurs l'inappréciable avantage d'avoir cet organe bien préparé au travail qui va suivre ; et pour qu'une digestion soit bonne et vraiment réparatrice, il importe surtout que celle du repas qui a précédé soit parfaitement consommée. C'est la remarque de notre bon Cornaro : « Il est certain, dit-il en son quatrième petit traité [2], que les humeurs peccantes ne proviennent que d'une digestion imparfaite, et que l'on fait peu de bon chyle lorsqu'on remet en son estomac de nouveaux aliments, avant que ceux qu'on a pris antérieurement soient entièrement précipités dans les intestins. » Et c'était un des plus notables axiômes versifiés de l'Ecole de Salerne :

Tu nunquam comedas, stomachum nisi noveris esse
Purgatum vacuumque cibi quem sumpseris ante [3].

Socrate, se promenant à grands pas, disait assai-

---

[1] Nous conviendrons ici que lorsque nous nous proposions de faire à pied sur un grand chemin trente à quarante kilomètres en compagnie de Walter-Scott, nous nous lestions d'un confortable déjeuner, et qu'en arrivant nous faisions honneur au dîner qui nous était gracieusement offert, avec un franc et sain appétit. Mais nous étions alors entre trente et quarante ans et nous pouvions suffire à tout.

[2] P. 126.

[3] Cap. xi, *De cibo et potu.*

> Ne prenez un nouveau repas
> Que lorsque de vos estomacs
> Toute la force digestive
> Se trouve oisive.

sonner ainsi la meilleure sauce de son souper. — Sans trop médire de lui, nous estimons plus son procédé hygiénique et sa frugale gourmandise que son nuageux enseignement philosophique. — C'était aussi la maxime favorite d'Alexandre-le-Grand : « Gardez vos cuisiniers, répondait-il à la reine Ada ; j'en ai qui valent mieux : pour le dîner une longue course le matin ; pour le souper un dîner léger. » Heureux s'il l'eût toujours mise en pratique ! il n'aurait point détruit la pindarique Thèbes qu'une courtisane offre de rebâtir à ses frais, fait mettre inhumainement en croix les héroïques défenseurs de Tyr, traîné autour de Gaza, en l'attachant par les pieds à son char, le fidèle lieutenant de son loyal ennemi, et tué de sa propre main, au milieu d'un repas, son ami Clytus qu'il appelait un autre Alexandre ; « et, dit son historien, il avait donné des larmes à Darius assassiné par deux de ses courtisans ! »

Mais, comme semble le prescrire notre consultation royale, faudra-t-il pour bien digérer laisser après le repas son corps et son esprit dans une complète inaction ?

Voici un autre de ses axiômes, se rapportant au même sujet, qui est également vrai :

Non bibe non sitiens, et non comedas saturatus.

(*De cib. et potu,* cap. XII.)

Si vous voulez garder un corps actif et sain,
Ne buvez pas sans soif, ne mangez pas sans faim.

(Traduct. de l'auteur.)

Nous croyons qu'à moins d'une faiblesse maladive ou d'une sénilité séculaire dînant d'un jaune d'œuf, une marche à pas lents sur un sable fin, sous de frais ombrages ou sous un soleil d'automne, n'allant jamais jusqu'à la fatigue, ne saurait, et loin de là, entraver le cours d'une digestion, même en la seconde vieillesse. Cette promenade hygiénique sera surtout très salutaire si elle se fait à la manière des philoso-phes grecs, en compagnie de gens d'esprit qui don-nent agréablement la réplique, la discussion fût-elle vive et animée. Mais nous ne voudrions pas d'une contradiction hostile ou prétentieuse ; ce serait pour nous le demi-verre de vinaigre ou la pelotte d'épingles en guise de café moka.

XVII

La conversation assise du salon pourrait au besoin suppléer la promenade péripatéticienne. Le médecin Tissot va jusqu'à dire peu courtoisement que « le babil *exubérant* des femmes est chez elles une sorte d'exercice proportionné à leurs forces et qui suffit au maintien de leur santé. » Si nous partagions cette épigrammatique manière de voir, nous ajouterions en empruntant au bon Lafontaine son naïf langage :

> Et je sais même sur ce fait
> Bon nombre d'hommes qui sont femmes [1] .

[1] *La femme et le secret*, VIII, 6.

A défaut d'un interlocuteur de bon ton et bienveillant, les médecins hygiénistes conseillent une
lecture à haute voix [1]. Celse considère cet exercice
comme propre à hâter une digestion pénible [2]. L'avis
nous paraît très bon à suivre; toutefois nous y appor-
terions une modification : après le repas surtout nous
croirions à tous les points de vue préférable de dé-
clamer avec une accentuation modérée, mais pour
notre plus grande satisfaction, nette et franche,
quelques bien familiers fragments d'ouvrages que la
mémoire reproduise sans aucune contention d'esprit;
c'est d'autant mieux que « la mémoire n'aime que ce
qui est excellent [3]. » Nous l'avons fait très souvent
dans notre jardin champêtre, et quelquefois, avant
d'en venir à Walter-Scott, sur de plus ou moins
fréquentés chemins publics, au risque d'être traité
de timbre fêlé et même charitablement hué par des
gens qui pensaient faire, eux, une chose très raisonnable que de chanter faux, à nous briser le tympan,
un grotesque refrain *napoléonien* du grand poëte
libéral Béranger[4], ou quelque autre sale ou grotesque sottise à la mode ; sur quoi nous n'entendons
pas ici le moins du monde les contrarier.

[1] RÉVEILLÉ-PAR., *Vieill.*, p. 383. — TURCK, p. 181, 185.
[2] Francis DEVAY, t. 1er, p. 441.
[3] JOUBERT, *Pensées*, tit. XXX.
[4] Ce chansonnier, soi-disant républicain, a quelques vers
d'un bon classique; mais le mettre au-dessus ou à côté de
Corneille et de Racine, c'est d'une admiration plus que
passionnée.

Lorsque nous avons assez de nos propres vers, que dans nos bons ou mauvais jours nous nous permettons de trouver médiocrement poétiques, tant bien frappés et forts de pensées que les disaient de petits flatteurs poursuivant du même pas le baccalauréat en droit et la licence ès lettres, nous revenons à notre vieux Corneille, aussi prodigieusement habile rimeur qu'éloquent avocat et sublime spiritualiste; — au plus pur et plus touchant modèle de la versification classique, et dont cependant l'Athalie même, tant l'art français est difficile, ne nous paraît pas absolument sans tache ; — au plus spirituel et plus digne des poëtes courtisans de Louis XIV, Boileau, où nous regrettons de trouver tout près de vers coulés en bronze, de prosaïques remplissages plus ou moins adroitement dissimulés, et dans un langage figuré de la plus saisissante clarté, des métaphores mal soutenues; — au génie comique de tous les pays et de tous les siècles, le plus sûr et le plus pénétrant explorateur du cœur humain, dont nous admirons les vers mêmes que le sévère Fénelon qualifiait de « jargon » ; — à notre grand fabuliste, la fable incarnée, dont tous les chefs-d'œuvre dès longtemps gravés en notre fidèle mémoire nous viennent volontiers sur les lèvres, bien que nous y déplorions trop de rimes insuffisantes et de prosaïques superfétations.

XVIII

Cet agréable pis-aller, l'exercice par la parole,
doit être pris, non pas seulement après, mais pendant le repas, et facilitera la digestion au moment
même où elle commence, surtout — pour être aussi
galant que l'est peu le docte hygiéniste précité, — si
l'on a pour convives les trois Grâces ou quelques-unes
des neuf Muses [1]. Rien de plus vrai que ce trivial
axiôme : « que les morceaux *caquetés* sont ceux qui
se digèrent le mieux. » Le caustique Bassompierre [2]

[1] C'est pour remplacer les Grâces et les Muses que nos
Valois avaient des fous. — Ces pauvres gens gagés pour
avoir de l'esprit à tout propos ne nous auraient guère hâté
la digestion. Nos bourgeois de pères se faisaient, ce qui
valait mieux, à leurs joyeux desserts, les uns pour les autres,
artistes chansonniers. Une franche gaîté est en effet une
des meilleures recettes digestives. *Elle engendre un sang
léger et de saine qualité,* disait mon almanach de 1840.

[2] Colonel général des Suisses et maréchal de France, enfermé douze ans à la Bastille par Richelieu qui redoutait
ses rudes bons mots. Lorsqu'il en sortit, comme, faute d'exercice (fâcheuse conséquence à noter d'une vie inactive), il
était devenu très replet, la reine s'avisa de lui demander
quand il accoucherait. « Quand j'aurai rencontré une *sage
femme,* répond-il. » Il avait eu une réplique de meilleur aloi
et plus vive pour le roi lui-même qui ne s'en vengea point,
quoiqu'il l'eût bien méritée. Rendant compte à Sa Majesté,
à peine majeure, de son ambassade à Madrid, où il avait
fait son entrée sur une belle mule, présent du roi d'Es-

parlait raison et bonne hygiène, lorsqu'un jour il dit brusquement à Sa Majesté Louis XIII : « Sire, il y a dans votre métier de roi deux choses dont je ne pourrais m'accommoder, manger seul et ch*** (être à la garde-robe) en compagnie [1]. »

XIX

L'exercice n'a point pour unique avantage de rendre la digestion facile, complète, et au plus haut degré réparatrice ; il assouplit et fortifie dans leur ensemble toutes les parties du corps humain. Le mouvement maintient et accroît, même en l'arrière-saison de la vie, l'élasticité des fibres musculaires

pagne : « Oh ! la drôle de chose que c'était, s'écria l'imperti-nent petit Louis XIII, *de voir un gros âne sur une petite mule !* — Tout beau, Sire, reprend l'ambassadeur, c'est vous que je représentais. »

[1] Etrange étiquette de nos rois bourbonniens ! sans parler des *grands* et *petits couchers*, où le terrible Saint-Simon se glorifie d'avoir eu, en vingt ans d'assiduités, deux fois l'insigne honneur de tenir le bougeoir à Sa Majesté *changeant de chemise*, à ce chétif *Louis XIV*e *du nom*, si mal à propos surnommé le *Grand*. C'est bien le même homme qui a si laborieusement intrigué toute sa vie pour obtenir aux ducs et pairs le droit de traverser *diagonalement* le parquet de la salle d'audience du Parlement. — Louis XIV lui rendait justice en disant que ce *n'était qu'un homme à préséance.* Sa futile ambition n'avait rien d'égal que sa notoire incapacité.

qui en sont les agents [1]. L'on acquiert par la marche même la faculté de marcher d'un pas plus rapide et plus soutenu : — plus on marche et plus l'on s'en donne la puissance. —

Il nous est arrivé quelquefois de sortir pour une course lointaine sous le coup d'un abattement indéfinissable, à nous clouer sur place, et de rentrer après trois heures de marche, léger, dispos, tout prêt à recommencer. Les vieillards surtout doivent, par une volonté énergique, lutter vaillamment contre toute apathique indolence, qu'ils savent d'ailleurs ne pouvoir être une fatigue réelle. Que chacun néanmoins apprécie prudemment ses forces habituelles, et ne s'expose pas à une lassitude immodérée et vraiment maladive. — Il faut autant mais non plus d'exercice que les forces en permettent. — Et en toutes choses

---

[1] L'exercice, dit le docteur DEVAY (ouv. préc., t. 1er, p. 449), convient à tous les âges : à l'enfance pour développer et affermir son organisme incomplet, à la vieillesse pour entretenir la souplesse de ses membres menacés de la *rigidité* dite *sénile*. — Le *grand ressort de la santé*, avait-il formulé en principe (même vol., p. 77), *c'est le mouvement*. « Un homme qui chercherait la santé dans l'inaction, dit PLUTARQUE, serait aussi sensé que celui qui se condamnerait au silence pour perfectionner sa voix. » (*Banquet des sept sages*.)

La plupart des hommes qui ont dépassé cent ans avaient mené une vie fort active et même dure. Le norwégien Drachamberg, mort à cent quarante-six ans, avait fait la guerre dans toutes les parties du monde et subi un long et cruel esclavage en Barbarie. — De la Haye, mort à cent vingt ans, avait parcouru à pied les Indes, la Chine, la Perse et

la modération est un conseil de la prudence : *Omnia mediocria sunto,* dit un célèbre aphorisme d'Hippocrate, qui doit recevoir bien d'autres applications à signaler en leur lieu.

Nous sommes au surplus très fermement d'avis que la promenade ne doit pas se mesurer géométriquement ou se faire la montre à la main ; qu'il est bon au contraire qu'on s'y laisse aller à ses dispositions instinctives du moment, dont l'impulsion doit évidemment être plus sûre que ces étroites idées de régularité auxquelles certaines personnes d'un caractère timide et paresseux se soumettent servilement. Généralement, comme nous l'avons déjà fait remarquer, il n'est pas d'une bonne hygiène d'astreindre ses facultés morales et physiques à un régime trop uniforme.

Les médecins hygiénistes disent que ce serait doubler le bénéfice de la promenade que de lui donner un but utile, déterminé, et ils citent à l'appui de cet avis, que nous croyons bon à suivre, les exemples d'un original habitant de Londres, allant tous

l'Egypte. — Henry Jenkin qui a vécu, à six ans près, l'âge d'Abraham, misérable pêcheur, traversait encore les rivières à la nage à plus de cent ans. C'est le centenaire qui, appelé en justice pour témoigner d'un fait qui remontait à cent quarante ans, y comparut avec deux fils aussi centenaires. (DEVAY, vol. préc., p. 159, 150.) Presque tous les nestors ont été des paysans pauvres, travaillant beaucoup.

les matins régler sa montre à l'horloge des gardes
du roi, qui était à trois milles de sa maison, et d'un
bon bourgeois de Paris faisant tous les jours à peu
près le même chemin pour ajuster la sienne au cadran des Tuileries. Ils conseillent généralement aux
personnes âgées la culture des fleurs et des fruits,
culture qui ne demande pas une grande force physique, et, ce qui est surtout à rechercher, peut vivement intéresser par la création de nouvelles espèces
aujourd'hui si communes ; *car il est bon*, ajoutent-
ils, *d'éviter l'ennui, cet avant-goût du néant* [1].

Pour nous, admirateur du vieux Louvre plus que
des maigres bosquets des Tuileries, et qui n'aimons
en fait de fleurs et de fruits que les roses et les
beurrés gris ou saint-germains du jardin paternel,
nous allons, après notre gros repas, nous enquérir
où en est quelque anormale construction qu'un
ouvrier sans ouvrage nous aura persuadé être, sinon
d'une pressante nécessité, du moins d'une éminente
utilité, et que l'année suivante nous remplacerons
vraisemblablement par une autre un peu mieux
entendue ou un peu plus du goût de tout le monde.
Faire et défaire, nous dira cet homme, *n'est-ce
pas toujours travailler?* Nous avons eu, au grand
détriment de notre bourse, ce que l'on appelle vulgairement *la manie de la pierre*, et au point d'y

---

[1] RÉVEILLÉ-PARIZE, *De la vieillesse*, p. 382, 383.

mettre nous-même une main active, sous le rire narquois de deux ou trois apprentis maçons.

Notre excellent Cornaro, le modèle des modèles, beaucoup mieux inspiré, donnait ses heures d'exercice à la surveillance de ses travaux de défrichement de terrains incultes et de desséchement de marais, ou, parcourant ses vastes jardins, au facile entretien de ses espaliers, « où je trouve toujours à faire, dit-il, quelque chose qui m'occupe et me divertit. » Dans sa campagne, au mois de septembre ou d'octobre, il prenait volontiers le divertissement de la chasse, « mais d'une chasse, fait-il observer, qui convient à mon âge, comme celle du chien courant ou des bassets [1]. »

Les hygiénistes précités insistent sur ce que l'exercice soit soutenu et journalier; et c'est bien notre avis et notre pratique. Mais nous ne pensons pas, comme eux, que sortir brusquement d'une longue inaction pour se livrer à une grande fatigue, *soit la pire chose de toutes* [2]. La pire chose en fait d'exercice est de n'en prendre aucun. Qu'après être paresseusement resté un long mois dans son fauteuil les pieds sur un tabouret, on se livre à une course lointaine pour recommencer le lendemain ce repos malsain d'un mois, l'on pourrait faire mieux assu-

[1] P. 136, 54, 55.
[2] Rév.-Par., *Hygiène des homm. de lett.*, t. ii, p. 279, 280.

rément ; mais l'organisme, et loin de là, n'y perdra rien, à moins qu'on ne soit en des conditions qui interdiraient la fatigue même à l'homme dans les habitudes duquel elle serait plus ou moins entrée. S'il n'y a pas une victoire, *ce sera*, comme on dit vulgairement, *toujours autant de pris sur l'ennemi*.

La journée d'un pythagoricien commençait régulièrement par une promenade dans la solitude des bosquets sacrés, où il rafraîchissait ses sens et recueillait son esprit ; c'était et physiquement et moralement d'une excellente hygiène [1]. La promenade du matin est généralement considérée comme la plus utile ; mais l'on ne doit pas s'interdire cet exercice salutaire dans le cours de la journée, sauf à ne pas trop céder aux attraits des premiers soleils du printemps. — Nous le prenons avec la même sécurité et, croyons-nous, avec le même avantage, au coucher même du soleil et dans la soirée. Nous nous sommes, en dépit de néfastes prévisions, donné ce

---

[1] Aucun philosophe n'a mieux que Pythagore goûté et fait goûter les charmes d'une vie sobre, et n'en a plus, pour lui-même et pour ses disciples, réalisé les avantages à notre double point de vue. — Milon, initié à tous ses enseignements, représentait non la force brutale, mais la supériorité organique et morale. Cet athlète typique était un habile général ; c'est sous sa conduite que les Crotoniates vainquirent, un contre trois, les Sybarites qui s'étaient pour cette lutte formidablement armés. Suivant Strabon, ceux-ci avaient réuni 300.000 hommes, auxquels ceux-là en opposèrent 100,000 seulement. (Il pourrait y avoir quelque exagération dans ces chiffres.)

plaisir dans la campagne de Rome au redoutable mois de juillet, sans en ressentir aucune indisposition. Une promenade quelque peu active avec une sage sobriété est toujours saine, fût-ce, comme l'a éprouvé Cornaro, dans un marais pestilentiel.

XX

Il ne faut pas seulement exercer le corps ; ce qui n'importe pas moins pour le corps lui-même, c'est que l'esprit ne reste pas dans une lâche oisiveté. Le perfectionnement moral doit suivre le perfectionnement physique : « Si celui-ci déborde, dit le docteur « Devay [1], les lois physiologiques sont violées et les « sources mêmes de la vitalité s'épuisent. » Tel est le sens pratique de cet aphorisme de Celse : *Ignavia corpus hebetat, labor firmat* [2]. Le grand anatomiste Sommering affirme hautement que la *culture des pures facultés de l'esprit accroît la vitalité des organes* [3]. Et un profond contemplateur de la nature

[1] Ouv. précité, t. ii, p. 325.

[2] *De re medica*, cap. v.

> Une inerte indolence énerve le corps même ,
> Le travail est du fort le mobile suprême.

[3] Il est remarquable que la maladie, l'apoplexie même, lorsqu'elle ne tue pas, respecte les facultés qui ont été le plus constamment exercées. BRILLAT-SAVARIN raconte agréablement (*Physiol. du goût*, t. ii, xixe méd., p. 21 et sui-

humaine, Maine de Biran [1], ne doute pas qu'*un
exercice habituel et constant de l'intelligence n'a-
moindrisse la part de la mort et ne fasse parti-
ciper l'organisme à la jeunesse éternelle de l'âme.*
Enfin Descartes, accusant *la faiblesse native de sa
constitution,* se montre intimement persuadé que *les
sentiments nobles et délicats développés par l'édu-*

vantes), deux anecdotes qui attestent cette vérité d'observation. Un madré marchand campagnard tombe paralytique,
au point qu'on le croit mort : il s'en tire toutefois, mais en
laissant derrière lui ses facultés intellectuelles et surtout sa
mémoire. Lorsque ceux qui avaient été ses dupes le voient
dans cet état pitoyable, ils s'imaginent que le temps est
venu pour eux de prendre leur revanche ; mais ils ont à
décompter ; ils trouvent ce paralytique qui ne savait plus
son propre nom, toujours parfaitement au courant du prix
de tout ce qui était vendable, et ils sont eux-mêmes pris
aux pièges qu'ils avaient préparés pour lui. — Même accident à un très habile joueur provincial ; survient au pays
un banquier important auquel chacun s'empresse de faire
une cour assidue, et qui témoigne le désir de jouer au piquet, mais à un *enjeu effrayant* (6 fr. la fiche). Pour le
satisfaire sans courir trop de risque, on organise une société qui confie le soin de la représenter... à qui ? à cette
ombre somnolente reléguée dans un coin. Quand le banquier
voit s'asseoir en face de lui une longue figure blême, aux
yeux éteints, sur des jambes chancelantes et un buste dé-
jeté, il croit à une plaisanterie, et il se retirait indigné,
quand le spectre prenant les cartes et les battant en professeur, se pose comme ayant été, du moins autrefois, un
adversaire digne de lui. Il relève donc le gant, et il ne tarde
pas à reconnaître qu'il avait affaire à très forte partie ;
coup sur coup, il est battu, rebattu à plate couture ; et les
associés, mauvais plaisants, ont à se partager un gain de
plus de 600 francs.

[1] *Rapports du physique et du moral,* p. 145. Paris, 1834.

cation n'ont pas peu contribué à l'affermir. La médecine savante la moins spiritualiste reconnaît elle-même que la poursuite d'une célébrité honorable soutient, anime la force organique et fait *vivre et bien vivre* [1]. « Peut-être expliquerait-on par là, dit encore à ce sujet le docteur Devay, divers exemples de longévité parmi ces hommes d'élite, qui vécurent surtout de cette vie intellectuelle et morale. La langueur, l'inertie, la passivité de l'âme doivent nécessairement laisser la vie organique plus exposée à toutes les causes extérieures et intérieures qui l'altèrent, la minent et la conduisent plus rapidement à la mort [2]. »

C'est ainsi qu'au rapport de Pline le jeune, un Romain de race antique, Spurina, « commençant sa journée par une longue promenade à pied, où il n'exerçait pas moins son esprit que son corps, et l'achevant de même en des occupations variées, jouant à la paume entre des lectures sérieuses et des conversations savantes, ajoutant à un repas frugal les assaisonnements de l'étude, a dépassé sa soixante-dix-septième année sans avoir rien de la

---

[1] RÉVEILLÉ-PARIZE, *Hygiène*, t. 1er, p. 317. *Vieillesse,* p. 454.

[2] T. 1er, p. 23, 24.

La culture de l'esprit est essentiellement une condition de la santé. (Le docteur FONSSAGRIVE dans l'ouvrage qu'il intitule modestement : *De l'éducation physique des garçons.*)

vieillesse, que la seule prudence : « *Inde agile et vividum corpus, solaque ex senectute prudentia.* »

Agir et penser, telle est donc la loi suprême du roi de la création. « L'homme qui pense, a dit J.-J. Rousseau, est un animal dépravé. » Nous disons, nous : L'homme qui ne pense pas n'est pas même un animal ; car il a perdu jusqu'au sentiment de sa conservation. Cette observation de fait doit avoir plus d'autorité que l'étrange affirmation du rhéteur de Genève, quelle que soit la séduisante magie de son style.

Et pour joindre l'humble témoignage de notre pratique personnelle à l'autorité de tant d'éminents esprits, nous croyons avoir souvent éprouvé qu'une utile et noble pensée revêtue, par un travail persévérant, d'une forme plus ou moins heureuse, ravive et rajeunit le cœur, et que si la vigueur du corps se communique à l'esprit, l'activité de l'esprit ne sert pas moins au développement et au maintien des forces physiques. « A un esprit très occupé, dit-on proverbialement, le corps ne pèse pas une once. »

Le bon Cornaro, comme on a pu déjà le pressentir, n'a pas plus fait défaut aux exercices de l'esprit qu'à ceux du corps. Sans parler de la comédie dont il se félicite d'avoir, en sa quatre-vingt-troisième année, donné à ses amis l'agréable divertisse-

ment, ni des quatre petits traités hygiéniques qu'il
a, dans un esprit de charitable humanité, composés
de quatre-vingt-trois à quatre-vingt-quinze ans, il
n'est aucune de ses longues ou brèves journées
dont il n'ait consacré une notable partie à des études
et conférences scientifiques : « De vieux amis que
« j'ai dans les villes voisines, dit-il en son premier
« écrit, m'ont procuré la connaissance de tous les
« habiles gens qui s'y trouvent. Je m'entretiens
« avec eux d'architecture, de peinture, de sculpture,
« de mathématiques, d'agriculture ; ce sont des
« sciences pour lesquelles j'ai eu toute ma vie une
« inclination d'autant plus facile à contenter qu'elles
« sont fort en règne dans mon siècle... Lorsque
« j'en ai fini avec mes savants et mes artistes, je lis
« d'un œil curieux les bons ouvrages qui viennent
« de paraître et relis les anciens avec un plaisir
« toujours nouveau... Enfin je quitte mes livres
« pour écrire, saisissant toutes les occasions qui se
« présentent d'être utile au public et de rendre ser-
« vice à ceux qui font appel à ma longue expé-
« rience ; et tout cela sans m'imposer une fatigue
« qui excéderait mes forces [1]. »

Et il ne s'est jamais relâché de ses laborieuses
habitudes. A quatre-vingt-onze ans *il écrit sept à
huit heures chaque jour*, « se délassant par de
« longues promenades et par toutes les récréations

[1] P. 53 à 57.

« permises à un honnête homme, » notamment par la musique qu'il a, comme nous serons amené à le dire, cultivée jusqu'à ses derniers jours [1]. A quatre-vingt-quinze ans, c'est toujours la même activité morale ; « il a les mêmes vives conversations ou doctes conférences ; d'où il tire à chaque séance de nouvelles lumières ; et il s'étonne lui-même de la facilité avec laquelle il conçoit et apprend les sciences les plus relevées et les plus abstraites [2]. »

Particularité à noter : c'est habituellement en sortant de table qu'il étudie ou qu'il écrit : « Je n'ai « point remarqué, dit-il, que l'application après « avoir mangé m'ait incommodé ; j'en suis capable « en quelque temps que ce soit ; je ne me trouve « jamais assoupi, comme tant de gens plus forts que « moi [3]. » Et il explique très bien cette heureuse aptitude par le peu de nourriture qu'il prend ; le travail facile de l'estomac laisse au cerveau toute sa lucide activité [4].

---

[1] Lettre au patriarche d'Aquilée, p. 105.

[2] *De la naissance de l'homme et de sa mort*, trad. préc., p. 137.

[3] *De la manière de corriger un mauvais tempérament*, p. 95.

[4] Conçoit-on que l'honnête Joseph Droz ait pu dire, en son essai sur l'*Art d'être heureux* (œuvre morale dont le succès nous confond, et pour ne rien dire de plus, d'une *philosophie bien légère*, au jugement même de son auteur dans une préface préparée pour la septième édition), que Louis Cornaro *avait par ses minutieuses précautions* vé-

XXI

Nous ne nous donnerons pas comme ayant été en toute notre longue carrière un parfait modèle de cette sage et constante modération dans le travail de la pensée ; nous avons encore été beaucoup moins sobre de cette nourriture de l'esprit que de la matérielle alimentation du corps. Imprudemment attelé par des velléités ambitieuses ou par de vaniteuses séductions à une triple pesante charrue [1], nous avons, avec le sentiment du devoir qui, Dieu merci, ne nous a jamais fait défaut, énormément excédé la juste mesure ; mais les épaules allégées d'un implacable

GÉTÉ *un siècle et cru vivre parce qu'en effet il n'était pas mort ?* Quel vieillard a eu une carrière plus pleine et plus utile ? Sa pratique éprouvée du bonheur vaut un peu mieux, ce semble, que les décevantes théories du pauvre philosophe. C'est ce qui apparaîtra mieux encore dans la suite de cet écrit.

[1] Les fonctions publiques dont nous avons été investi, sans les avoir même indirectement sollicitées, n'ont point été pour nous des sinécures. Conseiller de préfecture, à peu près malgré nous, nous avons en outre subi longtemps la charge du secrétariat général. Unique professeur suppléant, outre un cours habituel de droit administratif et de droit commercial, nous avons eu à remplacer en même temps dans leurs chaires trois vieux professeurs ; et il nous est arrivé, après avoir fait, de sept à dix heures, trois leçons différentes, l'une de droit civil français, l'autre de droit romain, la troisième de procédure civile, d'aller tenir, de onze à trois ou quatre heures, l'audience solennelle de la Cour royale.

fardeau, nous croyons être encore ici un sûr et bon guide. Bienveillant pour tout le monde, qu'on nous permette de l'être un peu pour nous-même [1].

Lorsque après cinquante ans de service, comme professeur et comme doyen, sans autre interruption [2] qu'un congé de trois semaines pour assister

[1] La modestie est la pudeur du talent ; mais l'homme qui parle trop modestement de lui-même est cru sur parole ; il faut qu'un talent, quelque modeste qu'il soit, ait un peu celui de se faire valoir :

> Je sais ce que je vaux et crois ce qu'on m'en dit,

disait le plus modeste génie qu'il y ait eu, le grand Corneille.

[2] Dans l'anarchie républicaine de 1848, le ministre Carnot, ou, si l'on veut, son Égérie, Georges Sand, nous avait bien révoqué de nos fonctions de doyen ; mais le collègue qu'il avait désigné pour nous remplacer ayant énergiquement refusé notre présuccession, nous avons dû, jusqu'à notre réintégration par M. de Falloux, continuer à diriger l'école comme plus ancien professeur. — Doyen, sans en avoir ni le titre officiel ni l'utile honoraire, nous avons eu à lutter contre le recteur, et il a fallu que nous allassions à Paris pour justifier notre opposition à d'arbitraires exigences académiques. Un collègue, que nous avions alors à la Chambre, où il tient encore un des premiers rangs, nous dispensa d'aller faire anti-chambre chez le ministre, qui dans ce moment était un historien de la révolution, homme de plaisir, mais d'un spirituel bon sens, Vaulabelle. — Par cette officieuse intervention, nous eûmes notre audience dans un des couloirs de la Chambre, pendant la suspension habituelle de la séance législative ; voici exactement comment elle se passa. — LE MINISTRE : Quoi ! Monsieur le doyen, vous vous mettez en rébellion contre votre recteur ! — LE DOYEN : Monsieur le ministre, ce que demande M. le recteur est toute une révolution, et nous en avons assez comme ça. — LE MINISTRE

à l'ordination d'un prêtre, un second nous-même, dans la grande métropole romaine de Saint-Jean-de-Latran, nous prîmes la grave résolution de nous retirer de l'enseignement, de bons collègues la combattirent avec une affectueuse insistance : *l'intérêt de l'école,* bien entendu, *demandait que je restasse à sa tête;* « que deviendrait-elle sans son vert doyen ? Tout manquerait avec lui, et aux élèves et aux professeurs ! » Ces bienveillantes flatteries, qui partaient du cœur, ne persuadant ni notre raison ni notre expérience, l'on nous représenta vivement « qu'après

souriant : Pour cette année je passerai l'éponge là-dessus , mais l'an prochain ! — LE DOYEN : Ah ! l'an prochain ! d'ici là, *le roi, l'âne ou moi...* — LE MINISTRE, *éclatant de rire :* Parbleu, vous avez bien raison ! y serais-je alors, moi? — LE COLLÈGUE DÉPUTÉ, *intervenant :* Monsieur le ministre, nous espérons bien que... — LE MINISTRE, *d'un ton narquois :* Allons donc, Monsieur le député; abstenez-vous de vains compliments ; vous savez, et mieux que personne, que je ne serai plus ministre, moi et bien d'autres, avant qu'il se soit écoulé six semaines... Restons-en donc là, Monsieur le doyen... Mais, à propos, vous n'êtes plus doyen, vous n'en remplissez les fonctions qu'à titre d'ancienneté. Eh bien ! si vous le voulez, je vous rétablirai, quoique vous ne soyez pas des nôtres; j'aime votre franc parler.— LE DOYEN, *faisant son salut d'adieu :* Veuillez, Monsieur le ministre, laisser les choses comme elles sont ; si, comme cela est proposé, vous faites élire le doyen par ses collègues, j'ai lieu de croire qu'au scrutin, secret ou non, j'aurai toutes les voix, excepte la mienne, qui sera donnée au doyen de votre prédécesseur, lequel, je ne sais si je dois vous le dire, voyant aller les choses de mal en pis, a jeté au feu son *National.* (C'était le journal d'opposition républicaine le plus en crédit sous Louis-Philippe.)

soixante ans de la vie la plus occupée et la plus
active, le repos nous tuerait [1], et que si nous vou-
lions nous conserver à notre famille et à nos amis,
nous devions d'abord nous conserver à l'enseignement et à l'école que nous avons si longtemps dirigée
avec une toute paternelle sollicitude. »

Bien que profondément ému de cette touchante

[1] L'on a remarqué à Paris que les hauts fonctionnaires
survivaient généralement peu à la plus honorable retraite.
Est-ce, comme on le dit, le changement de vie, la rupture
d'habitudes prises, qui rendrait le passage difficile ?... Non,
c'est l'absence de l'élément moral dans la vie organique.
Que le magistrat, que le professeur prenant sa retraite sache
se créer d'autres occupations qui intéressent vivement son
esprit et son cœur (quelques vagues études, sans suite et
sans but, ne feraient qu'aggraver le mal), et il échappera
victorieusement aux dangers dont on le menace. — Il faut
qu'à tout âge l'homme travaille ; c'est la condition première
de sa santé physique et morale ; par le travail il se soustrait
au poids de l'ennui, et une heure d'ennui altère et affaiblit
plus son organisme que huit jours d'incessant labeur. *C'est
par l'étude*, dit à ce sujet Réveillé-Parize (*Vieillesse*,
p. 153), *qu'on ne connaît ni l'oisiveté qui corrompt les
heures, ni l'ennui qui les éternise.*

Le docteur Francis Devay conseille au père qui destine
son fils à l'une de ces carrières honorifiques qui n'imposent
pas des études sévères et profondes, de donner pour base
inébranlable à sa condition sociale une éducation fortement
religieuse, scientifique et littéraire (t. ii, p. 266, 267) ; ce
lui serait sa meilleure garantie dans les épreuves qu'il doit
subir.

Le docteur Veron, qui n'est pas un homme aussi sérieux,
dit, de son côté, que *les habitudes littéraires font durer
à petit feu le bois de la vie.* (*Mémoires d'un bourgeois
de Paris*, t. ier.)

préoccupation, nous répondîmes vivement : « Ah !
pour cela, mes chers collègues, soyez sans inquiétude ; votre doyen s'est, pour le temps de sa retraite,
réservé de multiples travaux qui le sauveront certainement de la maladie mortelle de l'ennui. Après
s'être un demi-siècle, parfois bien inutilement, fatigué la poitrine pour les enfants et petits-enfants, il va,
sans plus de succès peut-être, se fatiguer la main
pour les pères et grands-pères ; il prétend avoir
désormais pour élèves les maîtres eux-mêmes. —
Tout ce que vous aurez à craindre, c'est qu'à chaque
visite il ne fasse sur votre science amie l'essai de
quelque aventureuse doctrine. Et toutefois ne vous
en effrayez pas trop ; il n'y mettra pas l'indiscrétion
du pauvre cul-de-jatte, premier mari de Madame de
Maintenon, qui, au grand déplaisir de son ami Se-
grais, vidait toujours son sac. »

Nous nous sommes en effet, presque sans intervalle, dévoué à notre nouvelle mission, et dans les
deux premières années de ce que les cicéroniens
appellent : *otium cum dignitate*, nous avons produit un volume grand in-8° de cinq à six cents pages,
où nous croyons avoir mis, avec ce qui convenait de
forte science, beaucoup d'irréprochable et ferme
logique, et, ce qui ne gâte rien, quelque peu de bon
et judicieux esprit. Nous avons pensé, avec le bon
moraliste Joubert, qu'*il fallait que les livres d'un*

professeur « fussent le fruit de toute sa longue expérience et l'occupation de son émérilat [1]. »

Mais la valeur de ce tardif chef-d'œuvre n'est ici que d'un intérêt secondaire ; ce que nous devons constater d'abord, c'est que bien que nous ayons certains jours travaillé à sa composition jusqu'à douze et quinze heures, loin que notre santé en ait souffert, nous y aurions gagné, au dire de nos amis, un visage plus plein et un teint plus frais [2]. Notre bon curé de campagne, qui ne tient pas à nous enterrer, et préfère de beaucoup se faire outrageusement battre au billard, s'en émerveille à chacune de ses charitables visites.

Lorsque nous étions plus jeune, en ce qu'on appelle la force de l'âge, nous n'avons pas toujours été aussi heureux, et l'explication en est très simple. Ce qui compromet la santé, c'est un labeur forcé, commandé par une nécessité impérieuse ; c'est le

---

[1] *Pensées*, XXVI. *De l'éducation*, in fine.

[2] Avec une âme trempée d'une saine philosophie et d'une éducation fortement religieuse, la longévité peut s'associer aux grands travaux de l'esprit. (Doct. DEVAY, I, 167.) Cassini a fourni activement une carrière de quatre-vingt-sept ans ; Morgagni donnait des leçons publiques d'anatomie à quatre-vingt-deux ans.

Ce n'est point, ainsi qu'on le verra plus bas, la constante activité de l'esprit, le noble amour de l'étude qui use la vie ; ce sont les passions intéressées qui s'y rattachent plus ou moins, le désir immodéré d'une gloire éphémère, de mensongers honneurs, d'une fortune corruptrice.

coup de fouet qui contraint à galoper un pauvre cheval déjà surmené. Mais une étude libre que l'on poursuit par l'intérêt même qu'elle inspire, que l'on peut, alors qu'elle fatigue, suspendre, interrompre, sans faillir à aucun devoir, n'est plus qu'un délassement; et loin d'altérer la santé, elle la fortifie par la satisfaction qu'elle donne à l'esprit.

Cependant il peut y avoir encore ici un péril à conjurer. Ce n'est plus la voix du devoir qui nous pousse à des efforts surhumains ; c'est une passion tyrannique, et que l'on ne cherchera pas même à combattre, parce qu'elle est honnête et sans remords. Après une lente et longue méditation qui nous semble n'avoir rien produit, l'inspiration féconde est enfin arrivée. Faudra-t-il éteindre ce foyer créateur parce que l'heure du repos a sonné [1] ? Nous le tenterions en vain, même par le violent exercice que conseillent les médecins hygiénistes ; ce serait comme

[1] D'après Walter-Scott, six heures de travail d'esprit dans une composition originale devraient être le *nec plus ultra;* au delà, l'intelligence fatiguée ne produirait rien de bon. Buffon, avec sa puissante organisation, ayant pour principe *de considérer son sujet jusqu'à ce qu'il rayonne,* allait quelquefois à douze heures, ce qui, dit un médecin hygiéniste, *était énorme.* (Rév. Parise, *Hyg.,* t. ii, p. 378.) Mais on n'éteint ni ne mesure l'enthousiasme ; l'homme en ses moments d'inspiration est l'esclave et non le maître de son génie. Placez donc un cadran solaire sous les yeux de Pindare pour l'avertir du moment où il doit mettre un terme à son dithyrambe !

le noir chagrin montant en croupe derrière le cava-
lier qui prétend lui échapper par un prestigieux
galop : *post equitem sedet atra cura*. Une idée
forte domine toujours la fatigue, et prévaudra contre
les plus énergiques distractions. — Nous nous aban-
donnons donc sans nous en préoccuper au mouvement qui entraîne et précipite notre intelligence, en
un mot, à toute notre verve. C'était le conseil d'Hoff-
mann : « Mettons à profit, dit-il, la conjonction
divine où l'esprit passe de la conception à la produc-
tion ; montés laborieusement sur le trépied, n'en
descendons qu'après avoir obtenu tout ce que le
dieu peut nous donner. » Nous interrompons à peine
notre travail par un léger repas ; seulement, ce qui
est toujours en notre pouvoir, nous réduisons au
minimum notre alimentation habituelle [1], et nous
nous abstenons surtout de mets tant soit peu irritants,
à plus forte raison de tout breuvage alcoolique [2].

---

[1] Nous faisons en sorte que le travail de l'estomac soit
si faible qu'il ne puisse entraver celui du cerveau. Ce n'est
point d'ailleurs après notre dîner que, comme Cornaro,
nous voudrions habituellement lire, écrire et composer ;
nous dirions volontiers, avec nous ne savons quel hygiéniste : *Veuillez penser pour moi, et je mangerai pour
deux.* La puissance digestive est, pour le commun des
hommes, en raison inverse de la puissance intellectuelle.
— Turgot ne travaillait bien, dit-on, que lorsqu'il avait
largement dîné. — Oui, mais digérait-il ?

[2] Si, sous le coup de cette crise nerveuse, au lieu de la
tempérer par des sédatifs, on cherche à la prolonger ou ravi-
ver par des stimulants, l'on ne fera que tomber dans une

— Nous pouvons ressentir quelque fatigue de ce travail passionné, avoir une ou deux nuits d'inquiet demi-sommeil ; mais les pensées qui fermentaient en notre cerveau, une fois exprimées et enchaînées au gré de notre esprit et de notre cœur, nous nous imposons en maître souverain le repos réparateur qui peut nous être devenu nécessaire, et nous le goûtons délicieusement, avec un égal avantage pour l'âme et pour le corps.

La vie littéraire qui ne tiendrait aucun compte, dit la médecine savante, des prescriptions de l'hygiène, amènerait une sorte de diathèse spasmodique, dont les morbides avant-coureurs seraient un sommeil progressivement insuffisant et non réparateur, et des digestions incomplètes et laborieuses [1] Newton, le plus persévérant des penseurs profonds, — son secret des grandes découvertes était d'y penser toujours, — suspendait lui-même ses abstraites méditations lorsqu'il se sentait trop fatigué [2].

ivresse morbide, et physiquement et moralement. — L'absinthe a littéralement tué Alfred de Musset et ne lui a jamais inspiré que des pensées d'un sensualisme grossier, indignes de son délicat et fin génie.

C'est en buvant de l'eau pure que Milton, sous le poids traditionnel des glaces de l'âge, a fait une peinture si vraie et si touchante des innocentes amours d'Adam et d'Ève.

[1] C'est ce qui arrive aux pauvres enfants dont l'égoïste vanité paternelle exige un travail incessant, sans récréations.

[2] Il allait volontiers se reposer aux séances du Parlement, qui lui avait ouvert ses portes toutes grandes et où il est

Mais ce long et constant travail, qui a maintenu et fortifié la santé physique de l'octogénaire, aura-t-il également soutenu, ravivé son intelligence, et témoignera-t-il pour lui d'une sorte d'insénescence morale ?

Ceci est plus délicat et nous ne pouvons guère en juger nous-même.

Voici ce qu'a écrit de l'œuvre et de l'auteur un magistrat de Cour d'appel, homme d'esprit, ayant pris consciencieusement ses grades de licence, et — ce que, dans nos habitudes de franchise, nous ne devons ni ne pouvons taire — sous notre plus affectueuse direction.

« Ce livre n'est point une hasardeuse étude,
« comme le dit modestement son auteur ; c'est à
« coup sûr le traité le plus original et le plus hardi
« que le Code Napoléon ait inspiré... Il est l'œuvre
« d'un doyen honoraire..., le résumé doctrinal et
« pratique, non seulement de ses leçons pendant
« quarante ans, mais de son expérience comme
« avocat consultant et plaidant... Les solutions de
« l'honorable doyen ne seront peut-être pas toutes
« accueillies sans objections et sans réserves ; mais
« on ne pourra nier qu'elles ne soient toutes expo-

de tradition qu'il n'a pris la parole qu'une fois, et pour se plaindre d'un carreau de vitre cassé qui le glaçait. — Il serait bon que nos chambres législatives eussent beaucoup de ces orateurs discrets ; nos lois, plus tôt expédiées, nous coûteraient moins, et n'en vaudraient pas pis.

« sées avec méthode, appuyées avec vigueur, justi-
« fiées avec une ingénieuse habileté. Ajoutons que
« ce livre est également éloigné, dans la forme et
« dans le fond, du sec et froid commentaire, que la
« lecture en est facilement accessible à tous, et que
« le style vif et élégant de ses pages animées par le
« récit de curieux épisodes judiciaires, lui commu-
« niquerait un attrait réel, si la doctrine qui en fait
« la base ne méritait, plus spécialement encore, la
« sérieuse attention des jurisconsultes et des magis-
« trats. »

D'autres profonds jurisconsultes, éminents docteurs, ont dit que « c'était un ouvrage de main de
« maître, où, du premier mot jusqu'au dernier, tout
« respirait le même esprit ; et sous des formes
« multiples, un inexpugnable et irrésistible syllo-
« gisme qui commandait aux convictions les plus
« rebelles. »

Mais ces appréciations flatteuses ou bienveillantes
par des élèves reconnaissants, par d'affectueux anciens collègues, à supposer même qu'il n'y eût pas
beaucoup à en rabattre, ne prouveraient pas nécessairement notre thèse.

Qu'à l'âge où tant d'autres radotent, nous di-
rait-on, vous ayez conservé un jugement plus ou
moins sain, un esprit plus ou moins sagace, une
imagination plus ou moins vive, soit. Mais il s'agirait

de savoir si à trente ou quarante ans, lorsque vous viviez à peu près comme tout le monde, vous n'aviez pas le jugement plus ferme encore, l'esprit plus pénétrant, l'imagination plus féconde. Ce n'est évidemment qu'en vous comparant avec vous-même, aux différentes phases de votre longue existence, que nous pourrions juger de la vertu de votre diète lactée ; et la peine qu'il nous faudrait prendre excéderait, ma foi, par trop le profit qui pourrait nous en revenir. Quoi ! nous irions, pour savoir si nous ne devons pas, à soixante dix ou quatre-vingts ans, nous remettre au sein d'une nourrice, d'abord lire et méditer votre gros volume d'inexorables arguments, d'interminables doctes discussions ; et puis revenir à vos volumineux mémoires d'avocat (trois épais in-4°), à votre exposition doctrinale des abstraits principes du droit universel des nations civilisées (trois in-12 condensés) ; à vos profondes observations sur notre inextricable régime hypothécaire (quelque deux ou trois cents pages, grand in-8°) ; à vos multiples décisions administratives surabondamment motivées avec un luxe de science qui a rudement éprouvé la patience du conseil d'Etat ; à vos vingt-cinq rapports de doyen, que les ciseaux du recteur ont trop épargnés !... En vérité, ce serait, comme vous nous le faites comprendre vous-même, à paralyser toutes les forces digestives qui peuvent nous rester.

Nous n'entendons pas assurément imposer une telle corvée à nos bénins lecteurs; la plupart en seraient d'ailleurs incapables. Mais nous pouvons, en leur épargnant une trop grande contention d'esprit, les mettre tous, jurisconsultes ou non, à même de faire la comparaison décisive, sans sortir de l'exigu volume qu'ils ont entre les mains.

Nous sommes plus ou moins docteur *in utroque*, mais nous sommes aussi quelque peu poëte, ou, si l'on veut, versificateur plus ou moins classique [1]; et depuis vingt et quelques années, nous passons volontiers du travail juridique au labeur poétique, ou de celui-ci à celui-là ; nous donnons ainsi une sorte de délassement à notre esprit et un nouvel élan à notre pensée [2]. Nous croyons aussi qu'à faire des

[1] V. notre épître-préface, que nous avons rimée à l'âge où Boileau faisait aux muses ses derniers adieux (69 ans).

[2] Cette variété dans l'objet de ses méditations devient pour l'esprit ce qu'est pour une terre arable la diversité des semences, un repos réparateur plein d'une heureuse fécondité. — Nous semblons par là multiplier nos fructueuses heures d'étude. « Renfermez-vous dans un seul sujet, dit Sanctorius, célèbre médecin de la célèbre université de Padoue (celle d'où il venait à Cornaro de savants visiteurs): vous travaillerez à peine quatre heures; méditez-en plusieurs successivement : vous travaillerez indéfiniment nuit et jour. *Studium cum unico affectu, vix quatuor horas perseverat; cum mutatione affectuum, diu noctuque perseverare potest.*» (*De medicina statica, Aphorismi;* De l'art de conserver la santé par la transpiration.) C'est ainsi que Voltaire, que l'on rencontre partout, où est le bien comme

vers même médiocres, l'on devient plus habile prosa-
teur.

Nous avons donc, parcourant notre dix-septième
lustre, essayé, par manière d'intermède à nos sérieux travaux, une sorte de poëme moyen âge rede-
venu à la mode, devant les *impossibilités* duquel
nous avions jusqu'alors reculé, le sonnet ; et une
délicieuse petite-bru, dont nous venions d'augmenter notre famille, ne nous en a pas inspiré moins
de seize. — En voici deux sur les mêmes rimes,
comme pour nous jouer

> . . . . des rigoureuses lois,
> Voulant pousser à bout tous les rimeurs françois ;

rigoureuses lois auxquelles, comme nous allons l'expliquer, nous avons cru devoir ajouter une nouvelle
impossibilité, pour arriver au véritable sonnet, que
le grand législateur Boileau semble lui-même n'avoir
pas connu :

I

> Quelle déité bienfaisante
> A d'un second et riche été
> Si libéralement doté
> De mes hivers l'ombre croissante ?

où est le mal, avait dans son vaste cabinet cinq pupitres,
où il menait de front, dans la même matinée, cinq ouvrages
antipathiques : tragédie, comédie, histoire, romans, science
astronomique, critique littéraire... Heureux s'il s'en fût
tenu là !...

Une aimable simplicité,
Une élégance ravissante;
D'une parole caressante
L'harmonieuse pureté.

Avec le port d'une déesse
Un souriant visage frais
Dont la gracieuse finesse,

Bien mieux que d'orgueilleux attraits,
Chez les plus indifférents laisse
Un souvenir et des regrets.

II

D'un jeune enfant l'âme innocente,
Modeste sans timidité ;
Une clairvoyante bonté
Généreusement indulgente ;

Mais une volonté puissante
Qui s'impose avec fermeté ;
Le fruit dans sa maturité
Sur la fleur à peine naissante ;

Tact exquis, procédés discrets,
Enfin les dons de la sagesse
Sous les grâces de la jeunesse ;

Telle est bien ou mal, à grands traits,
De mes vieux ans l'enchanteresse
Et tous ses magiques secrets.

Remarquez que nos tercets sont, non sur trois accommodantes rimes, comme tous les prétendus sonnets français, mais, de même que les quatrains, restrictivement sur deux nécessairement plus difficiles.

C'est ce que nous a paru impérieusement réclamer l'esprit

> . . . . de ce petit poëme
> Qu'Apollon enrichit d'une beauté suprême.

S'il ne permet que deux rimes pour huit vers,

> S'il veut qu'en deux quatrains de mesure pareille,
> La rime avec deux sons frappe huit fois l'oreille,

il ne saurait en autoriser trois pour ces six vers

> . . . . artistement rangés
> Qui sont en deux tercets par le sens partagés.

Que les tercets soient donc au moins soumis à la règle des deux sons, qui ne frapperont plus l'oreille que six fois au lieu de huit. — Et tel est en effet le sonnet typique, le sonnet italien ; car c'est sans contredit à la langue italienne que nous avons emprunté ce rhythme spécial de versification.

En voici un double exemple tiré du plus grand fabricateur de sonnets, Pétrarque, qui pendant cinquante ans n'a pas fait autre chose (nous supprimons les quatrains qui n'ont ici rien à faire) :

I

> . . . .
> Ivi è qual nostro vivo et dolce sole
> Ch' adorna e infiora la tua riva manca :
> Forse (o che spero !) il mio tardar le dole ;
>
> Baciale'l piede, o la mau bella et bianca ;
> Dille : Il baciar sie'n vece di parole ;
> Lo spirto è pronto ; mala carne è stanca.
>
> (Son. CLXXIII.)

II

. . . .
E qual cervo ferito di saetta
   Col ferro avvelenato d'entr'al fianco
   Fugge, e più duolsi quanto più s'affretta
Tal io con questo stral dal lato manco
   Che mi consuma e parte mi diletta,
   Di duol mi struggo, et di fuggir mi stanco.
                    (Son. CLXXIV.)

Et c'est ainsi qu'un de nos plus grands génies, Michel-Ange, qui, peintre incomparable, sublime sculpteur, ingénieur hors ligne, premier architecte du monde [1], et encore autrement poëte que Pétrarque, avait lui-même conçu le sonnet, comme on peut le voir par ceux qu'il adressa à cette noble femme, Vittoria Colonna, si noblement aimée, dont il baisa la main glacée par la mort, mais dont ses lèvres n'avaient jamais effleuré le front.

A la vérité, la prosodie harmonieusement sonore, retentissante de la langue italienne, a fait admettre une seconde forme de sonnet, où les tercets ont bien trois rimes, mais trois rimes qui se suivent et doivent garder dans le second exactement le même ordre

[1] C'est lui qui, pour nous donner la coupole de Saint-Pierre, a lancé le Panthéon d'Agrippa, le plus beau monument de Rome antique, à cinq cent dix pieds de terre, le soutenant ainsi près du ciel par quatre pilastres légers à l'œil, et de l'un desquels un architecte, par une fantaisie d'artiste, a fait le périmètre d'une église de couvent, qu'il était chargé de construire au Quirinal près du palais que le roi galant-homme vient de voler au Saint-Père.

que dans le premier, de telle sorte qu'il y ait entre
elles une correspondance frappant les yeux autant
et plus que les oreilles. C'est ce qui se comprendra
mieux par un exemple que nous emprunterons encore à Pétrarque, où cette forme, que nous serions
tenté de regarder comme exceptionnelle, est néanmoins très commune :

> Lasso! che pur d'all uno, all' altro sole
>   Et d'all' un ombra all' altra ho già'l piu corso
>   Di questa morte, che si chiama vita.
> Piu l' altrui fallo che'l mio mal mi dole,
>   Chè pietà viva e' l mio fido soccorso
>   Vedem' arder nel foco e non m' aita.
>
> (Son. CLXXX.)

Mais cette seconde forme est antipathique à notre
prosodie française ; avec nos sourdes rimes fémi-
nines et nos rimes masculines qui, pour la plupart,
n'ont guère plus d'éclat, six vers français rimés de
la sorte ne seraient pour notre oreille que de la prose
ou des vers blancs. — C'est ce que nous allons faire
sentir par la transposition d'un vers dans le célèbre
27e sonnet de Malleville : *La belle matineuse*, celui
auquel Boileau — qui n'en admirait que deux ou
trois entre mille — *donnait le prix* [1] :

> Le silence régnait sur la terre et sur l'onde ;
> L'air devenait serein et l'Olympe vermeil ;
> Et l'amoureux Zéphir affranchi du sommeil,
> Ressuscitait les fleurs d'une haleine féconde.

---

[1] V. le *Boileau* de Saint-Marc. Note sur les 97e et 98e
vers du 2e chant de l'*Art poét.*

L'aurore déployait l'or de sa tresse blonde,
Et semait de rubis le chemin du soleil;
Enfin ce dieu venait au plus grand appareil
Qu'il soit jamais venu pour éclairer le monde.

Quand la jeune Philis au visage riant,
Sortant de son palais plus clair que l'Orient,
Fit voir une lumière et plus vive et plus belle.

Sacrés flambeaux du jour, n'en soyez pas jaloux :
Vous parûtes alors aussi peu devant elle,
Que les feux de la nuit l'avaient fait devant vous.

Reportez le second vers du premier tercet après le premier vers du second tercet, ce qui vous donnera la seconde forme du sonnet italien et ne fera pas perdre grand'chose à *La belle matineuse*, et voyez si ces *six vers artistement rangés* ne cesseront pas par là d'être des vers français :

Quand la jeune Philis au visage riant
Fit voir une lumière et plus vive et plus belle,
Sacrés flambeaux du jour, n'en soyez pas jaloux :

Sortant de vos palais plus clairs que l'Orient,
Vous parûtes alors aussi peu devant elle,
Que les feux de la nuit l'avaient fait devant vous.

Les rimeurs français ont donc adopté et dû adopter, pour les tercets, l'entremêlement des rimes de la première forme; mais ils ont en même temps trouvé plus commode de conserver les trois rimes de la seconde ; et ils ont ainsi essentiellement dénaturé le sonnet. — Aucun, pas même Boileau, n'a imaginé qu'il y eût mieux à faire.

Ainsi, il n'y a réellement dans la langue française pas d'autres sonnets que les nôtres. — Qu'on veuille bien nous pardonner cette orgueilleuse prétention d'être en France le restaurateur du sonnet. Nous la croyons, sinon modeste, du moins légitime.

Confirmons, sans plus attendre, par un troisième exemple, cette grande restauration qui, si quelque Saumaise vient à découvrir notre humble sobriquet commun à plusieurs milliers de compatriotes[1], le fera passer glorieusement à la dernière postérité :

> Oui, Jeanne[2], éperdument vous aime le grand-père,
>   Mais d'un amour digne de vous,
>   Et dont le petit-fils ne sera point jaloux ;
> Un sourire, telle est la faveur que j'espère.
>
> Pégase regimbant contre l'octogénaire,
>   Rimer n'était plus dans mes goûts ;
> De la funèbre faux je conjurais les coups,
> Courbé sur la fangeuse et prosaïque terre.
>
> Et voici que par vous, d'un vol audacieux,
>   Echappant aux rigueurs de l'âge,
> Je me plonge en l'azur des poétiques cieux ;
>
>   Et que, sans trop de radotage,
> Je parle couramment l'impossible langage
>   Qui fut, dit-on, celui des dieux.

---

[1] Nous nous connaissons dans notre petite ville sept ou huit homonymes avec lesquels nous n'avons aucun lien de parenté, et il n'est guère en Bourgogne de villes, bourgs et villages qui n'en aient autant et plus.

[2] C'est le prénom de l'arrière-petite-bru, muse de nos sonnets.

Peut-être nos Aristarques en mettront-ils encore quelques autres [1] aux *pièces justificatives,* s'ils ne trouvent pas mieux dans les quelque treize mille vers , où nous leur avons donné la mission délicate de faire un choix de deux ou trois mille.

Après cela, que nous soyons arrivé d'un saut à la perfection qui mettrait un sonnet à côté de l'*Iliade* et de l'*Enéïde* :

Un sonnet sans défaut vaut seul un long poëme,

nous n'avons pas assez de confiance en notre talent pour le supposer [2] ; mais la question heureusement

---

[1] Nous prendrons sur nous, afin qu'on apprécie mieux notre réforme, d'en donner ici un quatrième où, faute d'une troisième rime en *eure* acceptable (le moyen de faire entrer dans un sonnet la rime *beurre*, et au pluriel encore!), nous avons été contraint de passer sur le pont aux ânes :

> Aujourd'hui le sourire et les larmes demain ;
> Des destins enviés c'est le cours ordinaire ;
>   Aux embrassements d'une mère
> Succède le départ vers un désert lointain.
>
> Mais vous avez encor, vous à peine au matin,
> Chère enfant, devant vous un long printemps prospère ;
>   A celle qui vous est si chère,
> Vous reviendriez joyeuse au jour le plus prochain.
>
> Et moi qui, sans merci, d'une bien autre absence,
> Vais, déchu dans le temps même de l'espérance,
>   Subir le deuil illimité,
>
> Ne vous revois-je pas, aux célestes demeures,
> Jeune et belle à jamais, sous de rapides heures,
>   D'une inaltérable beauté?

[2] Dans le premier de nos sonnets, les doubles rimes ne se trouvent pas, dans les deux quatrains, disposées d'une ma-

n'est point là ; il s'agit de savoir si , avant d'arriver à nos quatre-vingts ans , nous avons fait mieux, et nous laisserons à chacun le soin d'en juger, sur ce qu'il lui aura convenu de lire de nos poésies commises après la soixantaine, dans le cours agité de nos treizième, quatorzième, quinzième et seizième lustres.

Et une heureuse idée nous vient : pour donner une plus grande satisfaction à ceux qui s'intéresseraient quelque peu vivement à notre expérimenta-

nière uniforme ; et les six vers des tercets ne sont point *partagés par le sens* avec une rigoureuse exactitude grammaticale. — Le troisième est une combinaison, familière à l'ode, d'alexandrins et de vers de huit pieds ; et Boileau semble vouloir pour tous une même mesure. — Ainsi le second serait le seul qui fût *sans défaut*.

Nous pensons que si la diversité de mesure dans les vers était interdite au sonnet, il faudrait l'y introduire, parce qu'elle peut y rendre possibles certaines rimes savantes d'un bon effet et en rompre la somnifère monotonie. — Le célèbre docteur Henry Holland qui, pour étudier l'homme dans toutes les latitudes, a traversé seize fois l'Atlantique, prétend que le soporifique le plus énergique est le sonnet, n'importe en quelle langue. (*Rev. brit.*, mars 1872.) — Ce qu'il faut surtout dans le sonnet, c'est une symétrie parfaite entre ses diverses parties ; il doit flatter les yeux autant que les oreilles. Cela est bien prouvé par ces trois rimes différentes, que chacun des tercets du sonnet italien doit reproduire exactement dans le même ordre ; et ainsi qu'on va le voir, lorsque nous avons été infidèle à la règle de *parité* dans la mesure des vers, nous nous sommes attaché avec le plus grand soin à cette régularité symétrique, qui nous paraît au plus haut degré dans l'esprit de ce petit poëme italien.

tion *in anima* NON *vili*, nous reproduirons ici même des odes de notre première jeunesse, publiées dans le temps (temps de grande disette littéraire) par d'humbles journaux de département; et nous mettrons en regard dix ou douze des trop nombreux sonnets que viennent de nous inspirer les graves et douloureux événements du jour, et dont quelques-uns, qui ne pouvaient offenser ni la Prusse, ni surtout l'ombrageuse République, ont été accueillis avec bienveillance par des revues religieuses.

Que nos sonnets perfectionnés n'aient pas toute la valeur littéraire que peut leur prêter notre amour-propre, nous passerons volontiers là-dessus condamnation. Encore une fois, il ne s'agit point pour nous de prouver que nous avons le génie de Gombaut, de Maynard ou de Malleville; mais seulement de mettre nos amis lecteurs à même de juger, en pleine connaissance de cause, si la sobriété cénobitique de nos quatre-vingt-six ans a plus ou moins de verve que n'en avaient nos frais vingt ans se livrant sans mesure à un magnifique appétit.

XXII

ODES DE NOTRE PREMIÈRE JEUNESSE [1]

L'AMITIÉ. — A MON PÈRE.

Qu'il est à plaindre et méprisable,
Le mortel insensible aux voluptés du cœur,
Et qui sur un bien périssable
Assied les fondements de son grossier bonheur!
Combien celui du sage est plus vrai, plus solide!
A tes caprices, sort perfide!
Puisque nous sommes tous soumis,
Tu peux lui tout ôter, honneurs, parents, patrie,
Mais non pas sans retour empoisonner sa vie;
Il lui restera des amis.

Regarde ces cèdres antiques
Qui du haut du Liban s'élancent jusqu'aux cieux,
Et dont les têtes magnifiques
Nous semblent supporter la demeure des dieux.
Contre eux, de l'Aquilon toute la rage est vaine;
Par son impétueuse haleine
Aucun ne paraît ébranlé.
Mais de ces demi-dieux le monarque superbe
Lui-même dès longtemps serait caché sous l'herbe,
Si le hasard l'eût isolé.

[1] Ces compositions pindariques témoignent sans doute de quelque juvénile imagination; mais la mise en œuvre nous y semble bien faible. Beaucoup de strophes finissent mal, notamment la dernière de l'ode à l'Hyménée, qui a fait couler tant de pleurs dans la famille. *Qui pourrait être copié*, n'est vraiment pas excusable, même dans un Pindare de rhétorique. — Sur le conseil de notre Aristarque, nous y ferons de larges coupures; nous ne donnerons que quelques strophes des premières, et réduirons la dernière de moitié.

Tel aux tempêtes de la vie
Doit succomber bientôt le mortel sans appui.
    Contre la fortune ennemie,
Hier vainqueur, sans espoir il combat aujourd'hui.
Il ne peut plus longtemps résister à l'orage ;
    Déjà sans force et sans courage
    Il cache son front abattu ;
Mais qu'un fidèle ami partage sa détresse,
Quelque pesant qu'il soit, le malheur qui l'oppresse
    Ne fait qu'affermir sa vertu.

    . . . .

    L'homme marche au bord d'un abîme
Dont, par le moindre écart, il peut toucher le fond ;
    Souvent la faute mène au crime.
Est-ce par des forfaits qu'a débuté Néron ?
Les traits envenimés d'une satire infâme
    Ne peuvent qu'irriter notre âme
    Et l'aveugler sur son erreur ;
Mais un ami toujours avec lui nous entraîne,
Et sa touchante voix sans efforts nous ramène
    En l'étroit sentier de l'honneur.

    . . . .

L'AMOUR FILIAL. — a ma mère.

    Qu'un autre, d'une voix profane,
D'un amour insensé chantant les faux plaisirs,
    Par des traits que l'honneur condamne,
Allume dans les sens de coupables désirs.
D'une grossière erreur mon âme est dégagée,
    Et de la nature outragée
    N'irritera point la douleur ;
A l'amour filial je consacre ma lyre ;
Que lui seul me transporte et m'élève et m'inspire,
    Que mon Apollon soit mon cœur.

    . . . .

O vous, qu'une fatale chaîne
Attache au char brillant d'une vaine beauté,
Dans quel abîme vous entraîne
Par un trompeur sourire un délire enfanté ?
Déjà vous oubliez vos amis, la patrie,
Un père, une mère chérie,
Des nœuds que l'hymen a serrés.
L'amour veut régner seul dans les cœurs qu'il enflamme,
C'est un tyran jaloux qui chasse de notre âme
Les sentiments les plus sacrés.

Comme on voit en des champs stériles
Un ruisseau sinueux dirigé par Cérès,
Du tribut de ses eaux dociles
Au gré du laboureur féconder ses guérets,
Tel l'amour filial dans les cœurs fait éclore
Ces vertus que l'amour dévore
Ou couvre d'un masque odieux :
Pays riche en héros, rends-nous-en témoignage ;
Où puisaient tes guerriers, Sparte, le haut courage
Qui les égalaient à tes dieux ?

Et vous aussi, hordes sauvages,
Vous qui, sans arts, sans lois, en butte à tous les maux,
Errez sur d'arides rivages,
Par l'amour filial vous êtes des héros.
De désert en désert tu fuis, superbe Scythe,
Et Darius, fier de ta fuite,
Ose espérer de t'asservir.
Evanouissez-vous, lauriers imaginaires ;
Roi des rois, tu n'es pas aux tombeaux de tes pères ;
C'est là qu'il doit vaincre ou mourir.

Mais pourquoi sur des âmes pures
Signaler, amour saint, tes traits victorieux ?
Tu sais sur des mortels parjures
Exercer un empire encor plus glorieux.
De mes sens égarés la fougue criminelle
A la honte m'entraîne-t-elle ?
Démon du mal, l'emportes-tu ?
Un Dieu va m'arrêter sur les bords de l'abîme ;
Ce Dieu parle et soudain je m'élève du crime
A la plus sublime vertu.

Regardez ce Romain superbe,
Persécuté, banni par un peuple d'ingrats :
   Il va mettre au niveau de l'herbe
Ces remparts orgueilleux, triomphants par son bras.
Les menaces des dieux, les pleurs de la patrie,
   Le cri de sa gloire flétrie,
   Insensible, il a tout bravé ;
Mais que ta mère en deuil se présente à ta vue,
Inflexible guerrier, ta grande âme est émue,
   Et le Capitole est sauvé.

. . . .

L'AMOUR CONJUGAL.

A MA SŒUR ET A MON NOUVEAU FRÈRE.

   Vois après ses nombreux naufrages,
Ce nautonnier courbé sous le fardeau des ans ;
   Il oublie, au sein des orages,
Le chaume fortuné de ses humbles parents ;
Mais enfin les périls pour lui n'ont plus de charmes ;
   Versant d'involontaires larmes,
   Il soupire après le repos,
Et bientôt abordant sur la rive chérie,
Embrasse avec transport le sol de la patrie,
   Et termine ses longs travaux.

   Tel, sur le matin de la vie,
L'homme plein de désirs, vif, ardent, inquiet,
   Au joug des sens l'âme asservie,
Des folles passions est longtemps le jouet,
De ses plaisirs trompeurs il sent enfin le vide,
   Il lève le voile perfide
   Qui couvrait sa coupable erreur ;
Et l'hymen est l'heureux et paisible rivage,
Où son cœur, agité par un trop long orage,
   Cherche et trouve le vrai bonheur.

. . . .

Ce qui n'est qu'instinct chez la brute ,
Par toi devient dans l'homme un sentiment divin ;
Toi seul, après sa triste chute ,
Sus à ses sens fougueux poser un juste frein.
Du nouvel univers protégeant l'innocence,
Tu suivis de près sa naissance
Et l'Eternel fut ton auteur.
La beauté de tes lois, leur sagesse immortelle,
La voix des nations, en toi tout nous révèle
L'ouvrage d'un Dieu bienfaiteur.

. . . .

Faible, confiante et timide,
A l'appas du plaisir cédant trop aisément,
La femme avait besoin d'un guide
Qui sauvât sa vertu, son plus bel ornement :
Contre tous les dangers un époux la protége ;
Il lui fait éviter le piége
Que des fleurs cachaient à ses yeux.
Tel le sage pilote, armé de sa boussole,
Sans craindre les écueils, de l'un à l'autre pôle
Parcourt l'Océan périlleux.

. . . .

Femme, entends ce qu'un Dieu t'ordonne,
Et dis à ton époux, dans le fond de ton cœur :
« Pour toujours à toi je me donne,
« Sur toi seul désormais repose mon bonheur.
« Dans l'infortune aussi tu m'auras tout entière.
« Point de plage inhospitalière
« Où je tarde à te secourir ;
« J'aurai ton Dieu, ton roi, tes autels, la patrie,
« Et sans revoir peut-être une mère chérie,
« Où tu mourras je veux mourir [1]. »

[1] Les tercets de cette strophe ne sont pas exactement
reproduits comme les avaient conçus nos vingt ans. Voici
notre première leçon :

J'abandonne pour toi jusqu'à ma tendre mère ;
Je te suis partout sur la terre,
Pour t'aimer et pour te servir.
J'adopte tes parents, tes dieux et ta patrie ;
Et s'il faut qu'après toi je conserve la vie,
Où tu mourras, je veux mourir.

Sœur d'Abel, femme généreuse,
Va, suis dans le désert ton époux criminel,
Pleure avec lui sa chute affreuse ;
Partage, s'il se peut, son supplice cruel.
Qu'il goûte quelquefois la paix de l'innocence :
Du ciel adoucis la vengeance,
Endors ses remords dévorants.
Malgré son parricide et son juste anathème,
C'est toujours ton époux, la moitié de toi-même,
C'est le père de tes enfants.

Mérite une amitié si vive,
Homme, apprends tes devoirs du père des humains :
« Viens, calme ta frayeur naïve,
« Douce image de Dieu, chef-d'œuvre de ses mains,
« Viens, réponds aux transports de mon âme ravie ;
« Dans mon sein tu puisas la vie,
« Je suis par le ciel ton époux ;
« Je quitte tout pour toi ; je t'aime sans partage. »
O cri du premier homme ! à jamais, d'âge en âge,
Tu dois retentir parmi nous.

Nous les avions, à soixante ans, rimés plus richement pour une solennelle lecture académique, où l'on nous faisait jouer un premier rôle ; et, au dire de notre aristarque, nous n'aurions guère fait que les *prosaïser :*

J'abandonne pour toi parents, famille entière ;
Point de plage inhospitalière
Où je ne m'attache à tes pas ;
J'aurai ton Dieu, ton roi, tes autels, ta patrie ;
Et sans revoir peut-être une mère chérie,
Je veux mourir où tu mourras.

Notre troisième leçon, à quatre-vingt-sept ans, réunit-elle ce qu'il y avait de mieux dans les deux premières : la classique richesse des rimes et la touchante vérité des pensées ? Nos bénins lecteurs en jugeront.

La rime n'est pour le vers que ce qu'un cadre doré est pour un tableau : si le tableau est médiocre, la plus riche des dorures n'en fera point un chef-d'œuvre.

Loi touchante ! Code sublime
Qui doit des vrais époux toujours régler le sort !
   Unis par une tendre estime,
Rien, non rien ne les peut séparer que la mort.
L'époux dans son époux voit un second lui-même,
    A qui de son bonheur suprême
    Le soin fut par lui confié ;
Et rendant et sa joie et sa douleur communes,
Il double ses plaisirs et de ses infortunes
    Ne supporte que la moitié.

    O ma sœur, ô mon nouveau frère !
A ces aimables lois soyez toujours soumis ;
    Jusques à votre heure dernière,
Si vous n'êtes amants, soyez tendres amis.
Ne formez d'autres vœux ; tant qu'un tel ami reste,
    Est-il quelque orage funeste
    Qui ne puisse être enfin calmé ?
Qu'importent de grands biens, qu'importe un diadème ?
Le bonheur véritable est partout où l'on aime,
    Partout où l'on se voit aimé.

    Ah ! si j'en crois ma sainte ivresse,
Vous ne tromperez point notre plus cher espoir ;
    Combattre de soins, de tendresse,
 Sera plutôt pour vous un besoin qu'un devoir.
 Oui, vous nous donnerez un aussi doux exemple ;
    Votre cœur deviendra le temple
    De l'amour et de l'amitié.
Un jour nous offrirons une union si belle,
Comme le plus parfait et plus heureux modèle
    Qui pourrait être copié.

SONNETS DE NOTRE VIEILLESSE EXTRÊME

LE DOGME DE L'INFAILLIBILITÉ DU SAINT-PÈRE

HUMBLE REQUÉTE AUX ILLUSTRISSIMES ET RÉVÉRENDISSIMES PÈRES
DU CONCILE ŒCUMÉNIQUE DU VATICAN.

18 avril 1870.

Ne dédaignez pas trop la sagesse vulgaire.
Un sceptre souverain ne se peut partager ;
Le plus nombreux troupeau n'a jamais qu'un berger ;
Qu'avant tout cependant l'Esprit-Saint vous éclaire.

Vous empressant autour de la suprême Chaire,
De tout schisme nouveau prévenez le danger,
Et d'un doute outrageant gardez-vous d'affliger
De Jésus-Christ vainqueur le digne et saint Vicaire.

Inspiré par Dieu même, il ne saurait errer ;
D'une voix haute et ferme, à ce siècle mobile,
Il le faut, par devoir, hardiment déclarer.

Et que sans écouter une raison subtile,
Tous les cœurs, affranchis d'un orgueil indocile,
De ce dogme sauveur se laissent pénétrer.

LE VINGT-CINQUIÈME ANNIVERSAIRE DE PIE IX

Pour proclamer le Christ et fonder son Eglise,
Tout un long quart de siècle à Pierre fut donné ;
Dieu ne devait pas moins au saint prédestiné
A sceller de la Foi l'inébranlable assise.

Mais qui le sauvera de l'âpre convoitise
Du peuple renégat contre lui déchaîné ?
Sans merci par l'Europe est-il abandonné
A la plus sacrilége et plus lâche entreprise?

Si la France aujourd'hui manque au monde chrétien,
Je la vois dès demain ressaisissant ce glaive
Qui fut toujours du droit le plus ferme soutien ;

Et comme ne sortant que d'un pénible rêve,
La tiare retrouve honneurs, puissance et bien;
La mère avec la fille et tombe et se relève.

VICTOR-EMMANUEL AU QUIRINAL

Du Dieu Sauveur sacré Vicaire,
C'est en vain que le roi-soldat,
Vil catholique renégat,
Te fait une honteuse guerre;

Je vois ce batailleur vulgaire,
Pour prix de son lâche attentat,
Chassé de son petit Etat,
Lorsqu'à tes pieds tombe la terre.

Si le septième de ton nom
Dont la faiblesse en toi s'expie [1],
Triompha d'un Napoléon,

Que peut au grand neuvième Pie
D'un stupide forban impie
Le subalterne compagnon [2]?

[1] Pie VII s'est, avec des larmes de sang, reproché comme une grande faute le sacre impérial de l'assassin du duc d'Enghien.

[2] Victor-Emmanuel dut se résigner à faire son entrée solennelle à Naples, côte à côte de Garibaldi qui eut tous les honneurs du triomphe.

FORBACH , WISSEMBOURG.....

5 septembre 1870.

Nous expions, Français, nos coupables erreurs
Par le fer et le feu ; le nombre des victimes
Peut-être a dépassé la mesure des crimes,
Tant s'arment contre nous d'homicides fureurs !

Du sanglant holocauste affrontons les horreurs ;
Ayons pour le pays des dévouements sublimes ;
Ah ! gardons-nous, touchant aux plus sombres abîmes,
D'un abandon mortel à de lâches terreurs.

Dieu ne livrera point la France catholique
Aux dignes successeurs de ce roi despotique,
Dont Voltaire se fit l'ignoble courtisan.

Non, d'un si grand fléau le perfide artisan,
Dût brûler tout Paris sa sauvage tactique,
Ne nous soumettra point au sabre du uhlan.

LA STATUE DE VOLTAIRE

ÉRIGÉE AU SQUARE MONGE SOUS LE COUP DE L'INVASION PRUSSIENNE.

13 octobre 1870.

Ce n'était point assez que de vingt nations
Ce malfaisant génie eût usurpé l'hommage ;
Il fallait, promu Dieu, que sa grotesque image
S'offrît à recevoir nos adorations ;

Lui qui nous vaut du Ciel les malédictions,
Par sa haineuse, impie et déicide rage,
Et souilla sans pudeur du plus menteur outrage
Le plus pur, le plus saint de nos glorieux noms.

Répudions enfin le culte qui nous tue ;
Que de son piédestal cette infâme statue
Tombe dans un égout par la main du bourreau !

Pour guide, de la Foi reprenant le flambeau,
Demain nous pouvons voir et la Prusse abattue
Et la France sortant de son sanglant tombeau.

APPEL SUPRÊME APRÈS SEDAN ET METZ

29 octobre 1870.

Ingrate et malheureuse France,
N'ouvres-tu pas enfin les yeux
A ces revers mystérieux
Qui menacent ton existence?

Un grand cœur veut ta délivrance;
Tes vieux progrès si glorieux
Sont l'histoire de ses aïeux;
Reçois sa pieuse assistance.

Lui seul, par d'antiques vertus,
Par mille ans de valeur guerrière
S'imposant à l'Europe entière,

Peut, sur des droits sacrés, rompus
Par une race aventurière,
Relever nos fronts abattus.

A LA FRANCE

Décembre 1870.

Ton funèbre horizon, France, a beau s'assombrir;
Vainement la sagesse humaine
Proclame ta chute prochaine;
Par les décrets du Ciel tu ne saurais périr.

Tu dois sans doute encore, hélas! beaucoup souffrir;
Ton dernier vaillant capitaine
Aux chances d'une mort certaine
En expiation doit peut-être s'offrir.

Mais quatorze cents ans ferme appui de l'Eglise,
Qui d'une sacrilége et lâche convoitise
Ne se défend que par ton bras,

Sans alliés, sans chef, sans armes, sans soldats,
Et partout et toujours ou trahie ou surprise,
Par Dieu seul tu triompheras [1].

[1] Dans nos plus grands désastres, une lueur d'espoir nous

A NOS SOLDATS IMPROVISÉS

Janvier 1871.

Le vieil honneur français et l'amour du pays,
Jeunes soldats d'hier, électrisant votre âme,
Et vous tenant pressés sous l'antique oriflamme,
    Sauveront l'empire des lis.

Et si manque à nos vœux le fils de saint Louis,
Que roi de par le sang maint grand siècle proclame,
Vous n'aurez pas du moins pour chef cet homme infâme
    Qui nous a lâchement trahis.

De ses derniers revers la Prusse furieuse,
    Doublant ses engins criminels,
Peut être, à sa manière, encor victorieuse ;

Mais volez au combat du pied des saints autels,
    Et d'une chute glorieuse
Vous vous relèverez doublement immortels.

A LA PRUSSE

S'ANNEXANT DES PROVINCES FRANÇAISES

Février 1871.

En ton impitoyable et monstrueuse guerre,
    Nos criminels égarements
    Trouvent leurs justes châtiments :
Ainsi du Dieu vengeur doit frapper le tonnerre.

Et comme le héros du *Prussien* Voltaire [1]
    De ses royaux enseignements
    Infecta les cœurs allemands,
Toi-même, crains du Ciel la justice sévère.

restait toujours au fond du cœur ; et à la moindre courageuse résistance, nous rêvions une triomphante résurrection.

[1] Voltaire, écrivant à son maître Frédéric, signait : *le
Prussien Voltaire.* (1870-1871, par F. DE CHAMPAGNY.)

Trop indignes, hélas ! des célestes pardons,
Par ta masse écrasante et ta cruelle astuce,
 Sous ton joug honteux nous tombons.

Mais si la noble France aujourd'hui devient Prusse,
De par le droit des gros et multiples canons,
 Avant dix ans tu seras Russe.

A NOS RÉPUBLICAINS DE MARS 1871

Vils insulteurs de nos grands rois,
Pensez-vous relever la France
Que votre lâche outrecuidance
Met toute sanglante aux abois ?

Veuillez la rendre aux sages lois
De ceux dont la haute prudence
Et la courageuse constance
Ont fait ses gloires d'autrefois !

Ce Louis où votre bassesse
Ne sait voir qu'un tyran pervers,
L'éprouve par de lourds revers ;

Oui, mais partageant sa détresse,
Il meurt triomphant, et la laisse
Reine encore de l'univers [1].

[1] Veut-on voir ce qu'est un roi soutenu par des traditions de famille ? Qu'on lise les mémoires de Villars, de ce général modeste, réservé, dévoué, dévoilant toujours le péril avec franchise, comprenant toute la responsabilité qui pèse sur lui, si peu semblable enfin à ce portrait de matamore vaniteux qu'en a tracé Saint-Simon, son ennemi passionné : « Dans les malheurs de famille qui frappèrent « Louis XIV, la fermeté du monarque fit place à la sensi- « bilité de l'homme ; il laissa échapper des larmes et me « dit d'un ton pénétré : Perdre dans la même semaine son « petit-fils, sa petite-fille et leur fils, tous de grande espé-

LA FRANCE ET PARIS

29 mai 1871.

Retrouvez-vous, Français, la foi de vos aïeux?
Vos élus, la plupart nés chrétiens catholiques,
Ordonnent-ils en corps des prières publiques?
Le Ciel vous redevient miséricordieux [1].

De l'anarchiste impie enfin victorieux,
Vous sauvez, Dieu le veut, vos saintes basiliques,
Et Paris abjurant ses maximes sceptiques,
Sur ses palais détruits se relève à nos yeux.

« rance et tendrement aimés! *Dieu me punit, et je l'ai*
« *bien mérité!* Mais suspendons nos douleurs privées, et
« voyons comment nous pourrons sauver la France... S'il
« arrivait malheur à l'armée que vous commandez, me re-
« tirerais-je à Blois, comme le veulent mes courtisans?... Je
« sais qu'une aussi grande armée (90,000 hommes) ne saurait
« être tellement défaite qu'une grande partie ne puisse se re-
« tirer derrière la Somme, difficile à passer; je courrais à Pé-
« ronne, ramasser tout ce que j'aurais de troupes, d'hommes
« armés; nous ferions un suprême effort, et nous péririons
« ensemble, si nous ne sauvions l'Etat; car *je ne consen-*
« *tirai jamais à laisser l'ennemi approcher de ma capi-*
« *tale.* » Louis XIV, dans cette dernière campagne de
Flandre, a suivi pas à pas, heure par heure, les mouvements de l'armée, et la première idée du mouvement stra-
tégique qui lui a donné la victoire, est partie de son
cabinet. Voilà ce que dit Villars, auquel les instructions les
plus sages, les plus intelligentes étaient données avec une
pleine liberté d'action.

(*Revue des Deux-Mondes*, 1er octobre 1871.)

[1] L'armée française est entrée à Paris le jour même où
les prières publiques demandées, le 16 mai, par l'Assemblée,
se faisaient solennellement dans la cathédrale de Versailles.

Mais pour reconquérir notre rang dans le monde
Et changer en triomphe une chute profonde,
Rendons à nos vieux rois leur sceptre paternel ;

Et pour nous racheter d'un passé criminel,
Sous les feux sommeillants de la foudre qui gronde,
Erigeons en nos cœurs un trône à l'Eternel.

A THIERS

Janvier 1872.

Qui porte un pesant glaive et soumet à sa charte
        Par l'éloquence du canon,
        Se fait un passager renom,
Fût-il Goth, Prussien, Vandale, Turc ou Parthe.

En ont compté par mille Athènes, Rome, Sparte,
        Et notre moderne blason
        Les marque en foule à sa façon :
Londres a son Cromwel, Paris son Bonaparte.

Mais un homme de cœur qui, du plus bas degré,
Par de nobles travaux, au temple de mémoire
        A pas rapides est entré,

Et qui pour son pays, après double victoire,
Du faîte des honneurs descend de son plein gré,
        Il n'est point encor dans l'histoire.

QUATRE-VINGTIÈME ANNIVERSAIRE DE 1792

Avril 1872.

Voici la quatre fois vingtième lourde année
        Que par sanguinaires Tarquins,
        Charlatans, vulgaires coquins,
Toujours de mal en pis la France est gouvernée.

Va-t-elle, encor vivante, et si noblement née,
     Repaître voraces requins
     Dits *communards républicains*,
Et pour comble rester à la Prusse enchaînée?

     Après tant de déceptions,
     D'ineptes révolutions
Que *coups d'État sauveurs* notre sottise nomme,

Pour relever ce Franc, qui s'était mis par Rome
     A la tête des nations,
N'essairons-nous donc pas d'un pieux honnête homme?

BISMARCK ET NAPOLÉON III

Et c'est là l'ennemi que redoute Bismarck !
Ce prévoyant, habile et rusé politique
Reconnaît volontiers la *quasi-république*
Qui n'a pas même encore une corde à son arc.

Mais il a peur d'un roi dont quelque Jeanne d'Arc
Soutiendrait au besoin le courage héroïque,
Qui referait d'un trait la France monarchique,
Et, par la France, Rome, Autriche et Danemark.

Ce qu'il veut nous donner, c'est misère, infamie,
La ruine prédite aux Juifs par Jérémie,
Le honteux désaveu de tous nos vieux exploits;

Le Prussien sur nous pesant de tout son poids,
Sa domination à jamais affermie,...
Ce qu'il veut nous donner, c'est... Napoléon trois.

Disons maintenant, pour trouver grâce aux yeux
de nos plus sérieux lecteurs, que notre âge intermédiaire, de vingt à soixante ans, est absolument innocent de nos méfaits poétiques. Lorsque notre

excellent père, désespérant de faire de nous un médecin et surtout un chirurgien, nous envoya prendre
nos grades dans la science du droit, il nous dit d'un
ton ferme :

« Il faut bien, mon ami, que je te pardonne ton
« ode à l'hyménée; mais j'entends que tu t'en tiennes
« là, au moins quant à présent. Travaille sérieuse-
« ment; prends dans le monde une position utile et
« honorable; et après, si cela te sourit encore, sois
« poëte en tes moments de loisir. »

Nous nous sommes respectueusement soumis à ce
conseil austère, et nous nous en sommes mille fois
félicité [1]. Mieux vaut un avocat, un professeur même
médiocre qu'un poëte qui n'est pas Homère ou Virgile; et quelle chance y a-t-il qu'on devienne un de
ces hommes que vingt siècles ne produisent pas toujours ?

Sans plus nous excuser de cette anormale disser-
tation quasi-littéraire qui, peut-être de plus près que
nous ne le croyons nous-même, touche au but que
nous nous proposons d'atteindre, revenons encore
quelques instants à des conseils purement hygiéniques.

[1] Piron arrivant à Paris, pour y vivre de son talent poétique : « Agréable superflu, lui dit Palissot, horrible nécessaire. » Que Piron n'est-il, pour lui-même, retourné là-
dessus à la pharmacie paternelle! Nous aurions eu, nous,
à regretter la *Métromanie;* mais cette perte aurait eu ses
compensations.

XXIV

Nous n'avons personnellement pour le sommeil pas d'autre hygiène que d'accepter avec confiance tout celui que nos bonnes dispositions du moment peuvent nous donner, régulièrement la nuit, et très exceptionnellement dans l'après-midi, en guise de sieste. Le sommeil du jour n'est jamais aussi profond ni aussi bienfaisant que celui de la nuit; ce ne peut être qu'un pis-aller.

L'école de Salerne semble limiter à six heures pour tous, sans distinction d'âge ni de sexe, la durée normale du sommeil :

Sex horis dormire sat est juvenique senique.

Elle accorde, comme un terme extrême, sept heures au *paresseux* (ce que l'on applique généralement aux femmes et aux enfants, qui sont reconnus avoir besoin de plus de repos qu'un homme dans la force de l'âge) ; et elle interdit huit heures d'une manière absolue :

Septem vix pigro, nulli concedimus octo [1].

Quoi qu'en dise Platon, un long sommeil n'est par lui-même funeste ni à l'âme ni au corps; nous sommes bien convaincu que l'on peut, sans s'en-

---

[1] Six heures de sommeil, c'est le besoin commun ;
Qu'un paresseux en ait sept, soit ; mais huit, aucun.

gourdir et *s'hébéter,* dormir sept, huit heures et
même au delà, pourvu qu'on le fasse en de bonnes
conditions hygiéniques, et que cette prolongation
d'un repos réparateur ne dégénère pas en une habitude vicieuse de molle oisiveté.

Nous ne voulons, pour le sommeil non plus que
pour l'exercice, une mesure uniforme. Sa durée doit
être réglée, non seulement par l'âge et le tempérament, mais par la saison ou l'air atmosphérique ;
et sans se jeter en des appréciations douteuses, in-
certaines, le prendre lorsqu'il vient de lui-même,
sans être provoqué par une disposition maladive,
nous paraît ce qu'il y a de plus simple et de plus sûr.
Le sommeil donne cet *humide radical* que Cornaro
dit être le principe même de la vie, et dont l'on ne
saurait dès lors faire une trop ample provision. « Le
sommeil humecte et relâche le corps, tandis que la
veille le dessèche [1]. »

Ce que l'on doit craindre plus que la trop longue
durée du sommeil, c'est son interruption persistante
ou son insuffisance réparatrice ; et c'est ce phénomène morbide qu'il faut surtout s'attacher à prévenir.

L'insomnie morbifique a, suivant nous, deux
causes distinctes : 1° un estomac longuement fatigué par de pénibles digestions ; 2° une forte excitation nerveuse, produite par de trop vives préoccupations de l'esprit.

____

[1] Hippocrate, cité par Devay, p. 463.

Dans le premier cas, l'on ramènera le sommeil par une nourriture saine, substantielle et peu abondante. C'est ainsi qu'un vieillard, qui se sent défaillir, peut trouver le remède à l'insomnie dont il est affligé, dans un cordial qui, chez une personne forte, produirait un effet contraire.

Dans le second cas, c'est par une alimentation douce et rafraîchissante que l'on recouvrera la précieuse faculté perdue. Galien combattait les insomnies d'un excès de travail intellectuel par la laitue prise au repas du soir [1]. — Cabanis conseillait aux personnes surexcitées par l'étude, *le lait pur et frais* qui porte, disait-il, dans les organes moteurs du sentiment un calme particulier, et le dispose au repos [2]. Le physiologiste du goût a aussi reconnu, et par sa propre expérience, que certains aliments provoquaient doucement au sommeil ; tels sont, dit-il, ceux où le lait domine, la famille entière des *laitues*, le pourpier, etc. [3].

Mais ce qui n'importerait pas moins que le régime alimentaire, ce serait une cessation de tout travail sérieux de la pensée, un entretien de familier abandon avec des proches et des amis, une heure au moins avant d'entrer au lit ; car, en dépit du lait et des laitues, il ne saurait y avoir de sommeil calme

---

[1] *Causeries sur la santé*, par le docteur BIERVLIET, professeur à l'Université catholique de Louvain.

[2] DEVAY, t. 1er, p. 360.

[3] *Physiol. du goût*, t. 11, p. 41-42.

immédiatement après une longue et vive agitation cérébrale.

Nous avons entendu conseiller à des personnes qui ne pouvaient s'endormir, sous la pression des idées qui affluaient dans leur cerveau ou d'inquiètes préoccupations, de compter machinalement, à haute voix, jusqu'à cent, jusqu'à mille. Le moyen peut être bon et nous en usons quelquefois, mais avec un amendement qui le rend moins vulgaire et plus sûr; nous rafraîchissons notre mémoire de nos classiques les plus familiers. — Le célèbre Kant, en semblable conjoncture, cherchait pour calmer son esprit à se rappeler *la vie* et *les œuvres de Cicéron* [1]. — Une personne pieuse pourrait dire son chapelet ; et quelques élans du cœur vers le Dieu des miséricordes ne gâteraient pas le procédé hygiénique.

Une condition fondamentale du sommeil réparateur est que, tandis qu'on le goûte, on respire librement et largement un air sain. — Notre chambre à coucher n'est point, par les étroites distributions du jour, aussi vaste qu'elle l'était du temps où le salon ouvrait sur le large carré du grand escalier; mais elle a une antique cheminée, que nous nous gardons bien d'obstruer d'aucune façon, et qui nous est en tout temps un secourable ventilateur. « Il est essen-« tiel que les appartements où l'on doit séjourner

---

[1] *Art de vivre longtemps*, p. 186.

« soient pourvus de cheminées qui fassent un appel
« énergique à l'air extérieur [1]. »

Nos paysans perdent, par leur intempérant amour
du bien-être sensuel, presque tous les avantages de
leur vie active en plein air. Ne les voyons-nous pas
s'enfouir la nuit dans un ample lit de plume super-
posé à un épais matelas, qui devrait au moins servir
d'intermédiaire [2] ? « La macrobiotique, dit le docteur
« Devay [3], n'a point encore consigné dans ses annales
« la vie d'un centenaire qui ait habituellement cou-
« ché sur des coussins de duvet. » — Nous avons
adopté pour lit de plume le sommier élastique; et
notre sommeil n'en est ni moins paisible ni moins
profond. Par l'habitude, on s'endort sur des épines.

Tous les hygiénistes sont d'accord pour proscrire
le sommeil commencé à une heure trop avancée de
la nuit. Nous croyons fermement, avec les docteurs
Turck et Devay [4], que minuit devrait marquer au

[1] *Hygiène des familles*, t. 1er, p. 273.

[2] C'est encore ainsi qu'ils se donnent le dimanche une
ivresse morbide avec le vin qui suffirait au soutien de leurs
forces pendant une ou deux semaines de rudes travaux. Les
infâmes préfets du démoralisateur gouvernement impérial
proclamaient impudemment qu'il ne saurait y avoir trop de
cabarets. Nous en avons vu autoriser un, malgré nos plus
instantes réclamations, dans un misérable village de
275 âmes, qui en avait déjà *deux*.

[3] Ouv. précité, t. 1er, p. 453.

[4] TURCK, *De la vieillesse*, p. 193. DEVAY, ouv. préc., t. 1er,
p. 458.

moins le tiers du temps que l'on passe au lit; et lorsque nous sentons le besoin d'un long repos réparateur, ce n'est point entre neuf et dix heures que nous nous couchons, c'est entre six et sept. C'est pour nous un moyen à peu près certain de faire ce que l'on appelle vulgairement *le tour du cadran.*

Se coucher de bonne heure, conduit naturellement à se lever matin; et se lever matin, c'est, suivant le proverbe, se donner tout à la fois *santé, richesse et sagesse.*

Saint François de Sales disait, avec plus de vérité encore : « Se lever tôt conserve la santé et la sainteté. »

XXV

Le plus précieux [1] de nos cinq sens, le plus fécond, le plus puissant de ces *porte-idées,* suivant l'heu-

---

[1] BOERHAAVE, pour qui *une joie innocente était le sel de la vie,* dit de l'œil en son élégant et laconique langage : *Ad vitam nil facit, ad vitam beatam nil magis :*

> Sans être un élément nécessaire à la vie,
> Rien ne la fait plus belle et plus digne d'envie.

Voir est certainement l'une de nos plus honnêtes et plus vives jouissances. Cette noble faculté appliquée aux merveilles de la création, qui n'ont de limites ni dans le temps, ni dans l'espace, pourrait bien être, comme le dit Henri MARTIN dans son livre *De la vie future* (1855), un des plaisirs réservés aux élus dans le ciel chrétien. Contempler Dieu en lui-même, et dans la sublimité et la diversité infinie de ses œuvres, semble devoir, en effet, satisfaire à nos plus avides exigences de bonheur.

reuse expression de l'abbé Sicard, la vue, est précisément celui qui s'altère le plus rapidement et le plus gravement ; et dès lors nous ne saurions nous imposer trop de soins et de sacrifices pour le maintenir intact, s'il est possible.

L'école de Salerne, énumérant les habitudes vicieuses qui nuisent essentiellement aux délicats organes de la vue, signale, comme la plus pernicieuse de toutes, *les longues veilles* :

..... Vina, Venus, ventus .....
Ista nocent oculis, *sed vigilare magis* [1].

Sans doute, il importe beaucoup, pour conserver ses yeux, de ne point fatiguer outre mesure cet organe éminemment sensible et irritable, et surtout la nuit avec la lumière artificielle du gaz, l'un des plus grands fléaux dont le génie industriel nous ait frappés ; mais le mal, à moins d'un vice dans le sang, n'est point irréparable : du repos et un régime rafraîchissant rendront aux yeux leur native vigueur. L'affaiblissement produit par des excès vénériens est toujours irrémédiable. C'est à quoi fait évidemment allusion le docteur Devay, lorsqu'il dit [2] que « l'intempérant a plus de chances pour perdre la vue que l'homme chaste et sobre qui fatigue outre mesure les organes oculaires. »

[1] Bacchus, Vénus, Éole, aux yeux portent dommage ;
Mais la trop longue veille y nuit bien davantage.
[2] T. II, p. 2.

Nous n'avons point repoussé le soulagement des verres; mais nous nous sommes défendu courageusement contre leur séduction; nous lisons d'abord à l'œil nu aussi longtemps que nous n'en éprouvons pas une fatigue sensible; et lorsque nous avons enfin recours à ce moyen artificiel, nous commençons par le numéro le plus faible.— Tant que nous pouvons lire à l'air avec le 72, nous ne nous donnons pas la décevante jouissance du 48, qui nous amènerait en huit jours au 36.— Au dehors, nous ne nous sommes encore jamais permis que les simples conserves d'une teinte bleue, plus ou moins foncée, suivant que la clarté du ciel est plus ou moins vive.

Après la vue vient l'ouïe, à laquelle l'œil peut jusqu'à un certain point suppléer [1], mais qui ne nous vaut elle-même guère moins de pures et nobles jouissances. Quoique cet organe ne nous paraisse pas avoir été doué chez nous d'une perception bien délicate, — d'après nos enfants, il ne se trouverait en défaut que par les distractions de l'esprit,— nous ne perdons pas un mot du prône, pour peu que le vieux curé, tant faible soit sa voix, ait une prononciation franche. Pour le conserver ainsi, nous nous sommes borné à lui épargner autant que possible les

---

[1] Beethoven nous a prouvé qu'on peut faire de la musique, et de très bonne musique, sans avoir le sens de l'ouïe. Mais il était grand maître avant qu'il ne devînt complétement sourd.

sons âcres que nous prodiguent les progrès bâtards
d'une civilisation menteuse [1]. C'est ainsi que nous
nous bourrons les oreilles de coton, lorsque nous
nous voyons condamné à quelque sabbat musical,
comme nous en ont donné les juifs Meyerbeer et
Halévy, auxquels nous associons Verdi, tout chrétien
qu'il puisse être. Nous fait-on entendre une suave
mélodie du grand Mozart, nos nerfs auditifs n'en sont,
à nu, que plus agréablement flattés.

Le goût et l'odorat nous intéressent beaucoup
moins que la vue et l'ouïe; cependant nous nous
gardons bien d'en altérer la finesse par l'abus des
liqueurs fortes et de ces parfums corrosifs qui,
trop souvent, empoisonnent nos salons, ou de les
émousser par l'usage du tabac, qui, du reste, en fait
bien d'autres, ainsi que nous allons nous permettre
de le dire.

XXVI

Il est une substance quasi ou antialimentaire
(*âcre* et *corrosive*, disent les médecins hygiénistes
les moins antipathiques à son usage), qui joue un
grand rôle dans notre civilisation, sans laquelle,

[1] Un trop grand bruit engourdit l'organe de l'ouïe et lui
fait la même impression que la trop vive lumière fait sur
l'œil. (DEVAY, 1, 34.)

parbleu, nos gouvernements feraient banqueroute :
le tabac. Nous en avons dit quelque part :

> Quoi ! subir du tabac l'ignoble et sot empire !
> Des erreurs de régime, à mes yeux, c'est la pire.
> De cette *herbe à Nicot*, que maint sévère édit
> Comme un poison mortel autrefois proscrivit,
> Et dont a bientôt fait le financier génie,
> Pour nos rois besogneux, une Californie.
> Au soin de nos santés préférant nos écus,
> Se propage partout le déplorable abus.
> J'ai vu la tabagie à peu près circonscrite
> Dans les tristes loisirs d'une garde maudite ;
> Et voilà qu'aujourd'hui nos jeunes mariés,
> Le cigare à la bouche, au bras de leurs moitiés
> De la couronne encore et du voile coiffées,
> Soupirent leur amour en puantes bouffées.
> Chez nos galants aïeux, madame eut son boudoir ;
> En nos jours de progrès elle aura son fumoir,
> Où nos mentons barbus se disant jeune France
> Culotteront leur pipe et leur intelligence.
> N'allez pas, du tabac esclaves enfumés,
> Dans un nuage infect par plaisir enfermés,
> Gardant, le nez en l'air, un stupide silence,
> Bronzer votre candide et fraîche adolescence,
> Et de l'homme moral énervant la vigueur,
> Vous hébéter l'esprit et raccornir le cœur [1].

[1] Voici ce que dit du tabac le médecin hygiéniste le plus
favorable à son usage : « Le tabac est inutile à l'immense
majorité des hommes et nuisible à la plupart ; il abrége la
vie et l'avilit. Les femmes devraient mettre à leur ban
l'homme qui fume, crache et pue. » (TURCK, *De la vieillesse*,
p. 304.)
Les chimistes d'une académie des *sciences, arts et belles-*

L'on ne présumera point là-dessus que nous en ayons fait une grande consommation. Nous avons un beau jour, il y a soixante-trois ou soixante-quatre ans, après un copieux déjeuner d'étudiants de première année, fumé une malencontreuse pipe, et nous n'y sommes jamais revenu. Nous ne désapprouvons pas cependant qu'un vieillard catarrheux y ait quelquefois recours pour venir en aide à une expectoration nécessaire. Nous avons vu un aïeul par alliance, doyen d'une Cour impériale, fumer le matin à cet effet, en se promenant dans son jardin, une très modeste ancienne pipe qu'il ne cherchait point à *culotter*. — Nous acquiescerons même à ce

lettres, à laquelle nous avons l'honneur d'appartenir, ont reconnu par de multiples expériences que le tabac contient les mêmes éléments morbides que l'opium. Il a été par d'autres constaté qu'il a en lui-même une puissance toxique formidable, aussi énergique que l'acide prussique. Un escadron allemand de hussards s'applique du tabac en feuille sur la poitrine pour le passer en fraude ; tous sont atteints de vertige et de vomissements. Un mauvais plaisant de la suite du duc de Bourbon, petit-fils du grand Condé (non le duc de Bourbon lui-même, comme on le lui a faussement imputé), jette une pincée de tabac d'Espagne dans le verre de Santeuil qui expire après quatorze heures d'horribles souffrances. Un savant praticien, le docteur Decaisne, ayant examiné 38 enfants de quatorze à quinze ans qui fumaient, constate chez tous les plus graves désordres physiologiques : palpitations, pouls intermittent, ulcères à la membrane muqueuse, etc. — Au point de vue de l'intelligence, l'École polytechnique de Paris a récemment fourni à la statistique des effets du tabac, une donnée curieuse et décisive. Divisant les jeunes gens de cette institution en deux groupes, les fumeurs et

que de malheureux marins trompent, par la chique,
les lourds et périlleux ennuis d'une longue naviga-
tion. Louis XIV, qui avait le tabac en horreur, permettait à Jean Bart d'enfumer les grands appartements de Versailles même; et ce fils d'un pauvre
petit pêcheur, affublé d'un habit de drap d'or doublé
d'un drap d'argent, se vengeait ainsi des courtisans
moqueurs.— Nous-même ne nous refusons pas une
prise de tabac en poudre, lorsque nous nous sentons
la tête lourde ou le cerveau embarrassé, et un
agréable éternuement redoublé nous rend la tête légère et le cerveau libre [1].—La nature ne produit rien
qui soit essentiellement mauvais. Le tabac, quelle

les non-fumeurs, l'on a, presque sans exception, trouvé
ceux-là très inférieurs à ceux-ci, dans toutes les épreuves
et dans les classements qui en sont la suite. (*Presse médicale de Dublin.*) — Nous avons personnellement fait la
même observation sur les élèves de l'Ecole de droit, où
nous avons cinquante ans occupé une chaire de Code civil;
nous en avons même vu plusieurs, qui s'abandonnaient de
plus en plus à la funeste habitude du tabac, obligés de renoncer à la licence, après avoir conquis le premier grade
cum elogio. — Ces faits passeront-ils inaperçus? Les bu-
ralistes n'en vendront-ils pas un demi-gramme de moins de
leur nauséabonde marchandise? Faudra-t-il que l'humanité
descende encore plus bas, pour qu'elle cherche à se relever
de sa dégradation?

[1] Nous avons, comme notre excellent père, quelques cen-
tigrammes de tabac, en un bocal de grès fermé, et par un
liége et à vis: double fermeture qui en conserve longtemps
la vertu, et, ce qui a bien son prix, en prévient un usage
trop fréquent, aussi ridicule que malsain.

que soit la transformation artificielle qu'il subisse,
n'alourdit le corps et n'altère les facultés de l'esprit
que lorsqu'on en fait un usage qu'aucun besoin ne
commande et ne justifie; usage par là même abusif
et morbide, parût-il en soi des plus modérés. —
Quelque bon et efficace que soit un remède, l'on se
trouvera toujours mal d'en faire un aliment [1].

XXVII

C'en est assez, trop peut-être de notre médecine
conservatrice ou préventive par l'alimentation, ou
par l'exercice soit du corps, soit de l'esprit. — Pour
terminer, abordons et esquissons rapidement notre
hygiène exclusivement morale et religieuse, qui n'est
pas la moins importante, même au point de vue de
la santé physique et de la longévité, si l'on y tient [2].

[1] Que, comme nous l'avons entendu dire à un mandarin
lettré de la régie, *le tabac donne de la patience à ceux qui
ont faim*, très bien ; mais ce n'est point une raison pour en
nourrir le soldat ou le marin, qui a du pain de munition
ou du biscuit.

[2] SALOMON signale la longévité comme la couronne d'honneur de celui qui s'astreint à la pratique des devoirs : *Timor
Domini apponet dies, et anni impiorum breviabuntur.*
(Prov., x. 27.) « La crainte du Seigneur prolonge les jours
du juste, et les années du méchant seront abrégées par son
iniquité. » (Trad. de CARRIÈRE.)

La médecine savante enseigne elle‑même que l'homme ajourne l'épuisement du fonds de sa vie par le régime moral, non moins que par le régime physiologique. Comme l'âme et le corps ne sont, par la loi même de Dieu, ainsi que nous l'avons établi en principe, qu'un tout homogène ; qu'il y a entre ces deux moitiés de l'homme une intime connexité ; si le bien‑être corporel se réfléchit sur l'organisme moral, il doit nécessairement y avoir réciprocité. L'on ne donnera rien à l'un que l'autre ne le reçoive avec usure [1].

Voici les éléments capitaux de ce bien-être physique par un juste emploi des facultés de l'âme : D'une part, l'accomplissement régulier des devoirs de société et de famille, la répression constante des coupables instincts de l'homme déchu ; en un mot, une conscience toujours libre et pure [2]. — « Le meil-

---

[1] Doct. DEVAY, t. Iᵉʳ, p. 149 ; t. II, p. 204, 351.
La pratique de la médecine offre l'exemple journalier d'organisations faibles puisant les forces refusées par la nature, dans une vie vertueuse, véritable gymnastique morale, suivant l'expression de KANT ; tandis que le corps le plus robuste se brise prématurément contre l'écueil de la sensualité.

[2] C'est ce qu'enseignaient les livres de ZOROASTRE, suivant lesquels trois conditions auraient été nécessaires pour tenir en harmonie la vie de l'âme et la santé du corps : *la pureté de pensée, la pureté de parole, la pureté d'action*. — Ces livres portent une forte empreinte de la civilisation mosaïque ; suivant une tradition très vraisemblable et très accréditée, leur auteur aurait été l'esclave du prophète Es-

leur précepte de macrobiotique, a dit je ne sais quel médecin hygiéniste, est de vivre en honnête homme. » — D'autre part, un sage et sain amour de la vie mortelle et une foi vive en celle qui ne doit pas finir. De même que l'hygiène physique préconise l'usage des bons modificateurs, tels qu'une aération et une nourriture salubres, ainsi l'hygiène morale doit s'appliquer à placer l'âme dans la pure atmosphère des sentiments les plus élevés [1].

Notre première règle d'hygiène morale sera donc de *s'acquitter de tous ses devoirs, selon leur ordre et leur importance.* La méconnaître, ce serait affronter de pénibles et douloureux regrets ; et avec la torture du remords, il n'y a ni digestion ni sommeil ; pas de bien-être, même matériel.— Et *s'agit-il*, ajoute courageusement Madame de Boufflers,

dras. (Pastoret, *Zoroastre, Confucius et Mahomet considérés comme moralistes et législateurs.* 1787, p. 9 et suiv.)

[1] Docteur Devay, ouv. précité, t. ii, p. 206, 207. Elever son cœur et son intelligence, cultiver les plus hautes et les plus délicates parties de son âme, voilà l'œuvre de l'hygiène morale qui peut être définie : la science des moyens propres à conserver la santé de l'âme, et par la santé de l'âme celle du corps. (*Hygiène de l'âme,* par le baron de Feuchtersleben, professeur à la Faculté de médecine de Vienne, citée et analysée sur la vingtième édition, par E. Caro, membre de l'Institut, *Nouvelles études morales.* Paris, 1869, p. 133, 106). Plus s'étendent les conceptions de notre esprit, plus nous approchons du bonheur. (Axiôme de Spinosa, si infidèle d'ailleurs à ses doctrines spiritualistes.)

d'un acte de probité et d'honneur, l'on ne doit considérer les périls, la mort même, que comme des inconvénients ; y voir des obstacles, jamais [1].

Nous disons, nous, pour compléter sa pensée, que ce serait toujours une faute que de remettre à demain ce que l'on peut faire aujourd'hui même [2].

[1] Voici d'autres pensées de cette grande dame du dix-septième siècle, qui ne paraîtront pas ici hors de leur place :

Dans la conduite, simplicité et raison ;
Dans les procédés, justice et générosité ;
Dans l'extérieur, propreté et décence ;
Dans l'usage des biens, économie et libéralité ;
Dans le discours, clarté, vérité, précision ;
Dans l'adversité, courage et fierté ;
Dans la prospérité, modestie et modération ;
Dans la société, aménité, obligeance, facilité ;
Dans la vie domestique, rectitude et bonté sans familiarité ;

N'accorder à soi-même que ce qui vous serait accordé par un tiers éclairé et impartial ;

Tout sacrifier pour la paix de l'âme ;

Indifférent au blâme, indifférent aux louanges, ne se soucier que de bien faire, en respectant autant que possible le public et les bienséances ;

Eviter de donner des conseils et, lorsqu'on s'y trouve obligé, s'acquitter de ce devoir avec intégrité, quelque danger qu'il y ait à le faire ;

Ne se permettre que des railleries innocentes, qui ne puissent blesser ni les principes ni le prochain ;

Mépriser le crédit, s'en servir noblement et mériter la considération.

[2] ZOROASTRE a dit mieux encore : « Ne remettez jamais une bonne action au lendemain. »

Qui, nous le demandons, est sûr de son lendemain?
Victor Hugo a dit dans son bon temps :

> Sire, vous pouvez prendre à votre fantaisie
> L'Europe à Charlemagne, à Mahomet l'Asie ;
> Mais tu ne prendras pas demain à l'Eternel [1].

Une règle accessoire qui se rattache étroitement
à la première, c'est de ne point se créer inconsidérément des embarras financiers. *Res angusta domi*
est une cause physiquement, et plus moralement
encore, destructive de la santé. « Les dettes abrégent
la vie, » a dit un moraliste macrobiotique ; *l'homme
tourmenté par des besoins d'argent*, avait dit
la Sagesse de Salomon, *use vite la trame. de ses
jours.* Faites donc attendre à de pauvres artisans
le salaire de leurs journées, et dormez là-dessus
d'un sommeil paisible ! C'est par l'ordre, et au besoin par une économie sévère, que l'on s'affranchira
de ces inquiétudes qui *font venir la vieillesse avant
le temps,* suivant l'expression de Jésus, fils de Sirach [2]. S'il est une chose mortelle à l'existence humaine, c'est le désordre.

---

[1] Ode sur Napoléon II.— Voici une autre expression plus
classiquement poétique de la même pensée par un digne
ami de Boileau, MAUCROIX, courant alors sa quatre-vingt-
septième année :

> Chaque jour est un bien que du ciel je reçoi ;
> Jouissons aujourd'hui de celui qu'il nous donne ;
> Il n'appartient pas plus aux jeunes gens qu'à moi ;
> Et celui de demain n'appartient à personne.

[2] *Ante tempus senectam adducet cogitatus.* (Ecclésiastique, XXX, 26.)

Là était surtout le revers de médaille de la bonne
nature de Cicéron, le plus honnête homme de la république de son temps. Le sage et très avisé Atticus [1]
a beau lui dire qu'il est honteux d'avoir des dettes,
Cicéron en contracte avec une insouciante légèreté ;
c'est lorsqu'il est le plus endetté qu'il désire le plus
vivement quelque nouvelle villa ; mais lorsque arrive
le 1er mai, jour néfaste des échéances, il court s'en-
fermer à Tusculum, laissant au fidèle Tiron le soin
de disputer avec les impitoyables créanciers [2]. Combien notre Lamartine, qui a plus d'un trait de res-
semblance avec l'orateur romain, aurait gagné en
paisible bonheur, en liberté d'esprit, en heureuse
santé, en gloire même, s'il se fût dirigé par les conseils de quelque prudent Atticus ! Qu'il a dû souffrir, avec son noble caractère, d'être obligé de descendre au rôle d'un mendiant, qui pis est, d'un che-
valier d'industrie en gants blancs, pour se procurer
un argent follement dépensé !

[1] Atticus a été le plus habile pilote politique de son temps.
Ami intime et sincère de Brutus et de Cicéron, on le voit,
le lendemain du jour où il est proscrit lui-même, vivre dans
une noble et indépendante familiarité avec ses proscripteurs,
Antoine et Octave. Aussi Cornelius Nepos ne voit rien au-
dessus de l'admirable prudence de cet homme qui, dans ces
violents orages, sauve sa tête par les séductions de son
esprit.

[2] *Vie privée de Cicéron,* en la *Revue des Deux-Mondes,*
1er mars 1865.

XXVIII

Notre seconde règle d'hygiène, dans le même ordre d'idées, c'est de s'imposer souverainement à ses mauvaises passions. Elle n'est pas moins certaine que la première.

Le satirique adversaire de l'antimoine, qui purgeait et saignait avec l'entrain de son siècle [1] et ne se berçait guère de rêves philosophiques, le célèbre Guy-Patin, s'écrie en son *Médecin charitable* : « C'est folie de penser à vivre longtemps avec beaucoup de passions déréglées, ambition, avarice, envie, haine, vengeance [2]... » C'est ce qu'avaient, depuis bien des siècles, proclamé nos livres sapientiaux : *Zelus et iracundia minuent dies* [3]. « Toutes ces mauvaises passions, dit la médecine savante, refoulant le sang de la périphérie du corps vers les organes intérieurs, amènent la pâleur du visage, l'amaigrissement des membres, souvent des palpita-

[1] Guy-Patin pratiquait en quelques jours jusqu'à vingt-trois saignées sur son sujet et lui administrait avec la même générosité casse et séné.

[2] Un docteur MOLLESON, cité par SINCLAIR et ODIER, disait : « J'ai cherché à ajouter à ma liste d'octogénaires quel-« ques caractères vicieux ; je n'en ai point trouvé. »

[3] *L'envie et la colère abrègent nos jours.* (Ecclésiast., XXX, 26.)

tions violentes et des anévrismes mortels, sans parler
de l'épouvantable affection des cancers à l'estomac
et au foie [1]. »

La philosophie, d'accord sur ce sujet avec les
hommes de l'art, va jusqu'à professer que les symp-
tômes maladifs de l'ordre intellectuel et de l'ordre
physiologique marchent sur deux lignes parallèles ;
de sorte qu'il n'y a pas un vice, pas un crime, pas
une passion désordonnée qui ne produise physiquement un effet plus ou moins funeste. « Les vices
qui compromettent notre santé, dit Jules Simon (*De
la religion naturelle*, 2ᵉ part., chap. Iᵉʳ), sont des
maladies de l'esprit avant d'être des maladies du
corps [2]. » Et là-dessus, J. de Maistre ne croit pas pouvoir se refuser au sentiment d'un nouvel apologiste,
soutenant que toutes les maladies ont leur source
dans quelque vice proscrit par l'Evangile ; que cette
loi sainte contient la véritable médecine du corps autant que celle de l'âme ; si bien que dans une société de justes qui l'observeraient fidèlement, la mort
ne serait plus que l'inévitable terme d'une vieillesse
saine et robuste, — opinion qui fut déjà celle d'Ori-
gène. — Ce qui peut nous tromper, c'est que l'effet

---

[1] DEVAY, ouv. précité, t. II, 226, 227. — Les poëtes et les
peintres sont dans la vérité, lorsqu'ils représentent l'envie
sous les traits d'une femme pâle, amaigrie, se nourrissant de
plantes vénéneuses.

[2] Tout désordre dans la vie morale produit dans la vie

n'est pas toujours immédiat, et qu'il peut arriver que nous portions la peine physique d'un crime qui date d'un siècle [1]. Le docteur Francis Devay pense également, et l'énonce d'un ton plus ferme, que les *coupables passions auxquelles l'Évangile livre un combat à mort, sont autant de causes de détériorations physiques* [2]. — Et c'est ainsi qu'un traité d'hygiène devient un traité de haute morale pratique.

Louis Cornaro ne pouvait pas ne pas unir l'hygiène morale à l'hygiène physique :

« Je suis né fort bilieux, confesse-t-il en son se-

physique un désordre correspondant........ L'on ne saurait croire quelle part il faut faire, dans les maux que nous souffrons, aux pernicieuses influences du milieu social où nous naissons, aux abus d'une civilisation artificielle, aux inspirations de l'égoïsme, aux excès d'une personnalité inquiète... Par un faux amour de nous-mêmes, nous prédisposons notre tempérament à toutes sortes d'influences morbides; ou bien, au lieu d'augmenter l'intensité de la vie par une volonté forte, nous l'affaiblissons par une défaillance morale, et notre pusillanimité dissout en nous le principe vital... Ou bien encore, une activité fiévreuse (la précipitation convulsive du désir et du travail, l'impatience de l'ambition exaspérée, la joie maladive du triomphe, les brisements de cœur d'un échec dans cette lutte des intérêts et des vanités) rompt la source de notre vie ou la tarit prématurément. (Compte rendu précité, par E. CARO, de l'*Hygiène morale* du baron DE FEUCHTERSLEBEN, p. 109, 122, 123.)

[1] *L'hérédité et les débuts de la vie*, par RAMBOSSON, au *Correspondant* du 20 juillet 1870. (Nouvelle série, t. 47; collect., t. 83.)

[2] Ouv. précité, t. II, p. 205.

« cond petit traité [1], et par conséquent fort prompt ;
« je m'emportais pour le moindre sujet ; je brusquais
« tout le monde, et j'étais tellement insupportable,
« que beaucoup d'honnêtes gens évitaient de me
« fréquenter... Une volonté ferme, avec le secours
« de la vie sobre, m'a guéri de cette frénésie ; je
« suis demeuré tellement maître de ma passion,
« qu'on ne s'aperçoit plus qu'elle soit née avec moi. »

Sans être né bilieux, nous nous laissions aussi
emporter à des accès de colère tellement impétueux,
que notre organisation, qui n'est pas puissamment
forte, en pouvait être profondément altérée. — Notre
diète lactée venant en aide à notre raison, nous en
avons triomphé ; les personnes qui nous ont connu
dans notre âge mûr s'étonnent de notre longanimité.
Et notez que les défauts de caractère croissent ordinairement avec l'âge. — Il ne nous reste de nos
anciennes violences que de légitimes indignations, —
quelquefois peut-être encore un peu trop vives, — ou
que des émotions légères presque aussitôt réprimées.

Pour devenir bons, commencez par être sobres,
est tout à la fois un axiôme de la sagesse et un aphorisme de la médecine hygiénique [2].

[1] P. 76, 77.

[2] Les personnes d'une constitution sanguine, athlétique,
portées à la colère, doivent avant tout s'imposer une diététique adoucissante. (DEVAY, ouv. précité, t. II, 225.) — L'ap-

XXIX

En regard des passions égoïstes dont l'hygiène nous affranchit, il en est de noblement désintéressées, filles du Ciel, que, comme nous venons de l'indiquer, elle nous donnera, et si nous avons déjà le bonheur de les avoir, qu'elle fortifiera : la charité, le dévouement à l'humanité, l'amour de la patrie... Et si les vices moraux peuvent et doivent accroître le nombre et l'intensité des maladies, réciproquement les vertus qui leur sont opposées peuvent et doivent resserrer le néfaste empire du mal physique. — Louis Cornaro en a encore été un heureux et glorieux exemple.

Exclu par l'arrêt inique rendu contre sa famille de dignités qui avaient été comme le patrimoine de ses ancêtres, il n'en est pas moins un sujet dévoué, et de sa personne et de sa nouvelle fortune laborieusement acquise ; et la vive satisfaction qu'il en éprouve n'est pas l'un des moindres éléments de son intelli-

plication directe de certaines règles physiologiques peut aider puissamment les secours moraux et religieux... La tempérance est un frein salutaire aux passions excitantes. Elle enseigne, dit-on proverbialement, la continence aux maris, aux femmes la chasteté, aux riches la modestie, aux pauvres la résignation.... (224.) — L'on pourra également se guérir ainsi de la maladie de l'ambition (247).

gente et saine longévité. C'est ce qu'il témoigne noblement en son quatrième petit traité : « Je retiens
mille plaisirs aussi salutaires qu'ils sont purs et in-
nocents. Le premier, c'est de rendre service à ma
patrie. Que je suis sensiblement et agréablement
flatté d'avoir fourni à mes compatriotes les moyens
de fortifier leur ville et leur port, et d'avoir ainsi
garanti à Venise, pour de longs siècles, le beau titre
de reine des mers !... Ce m'a été également une grande
jouissance que de donner abondamment à ses habitants toutes les choses nécessaires à la vie, en dé-
frichant ses terres incultes, en saignant ses marais
et en engraissant ses campagnes stériles par l'aridité
du terroir ; enfin, d'avoir fait du lieu de ma naissance une ville incomparable par sa richesse, par la
beauté de ses monuments, autant que par la pureté
de l'air qu'on y respire [1]. » — Avons-nous vu beaucoup de nos grands dignitaires, sénateurs, grand'
croix..., prendre sur leurs gros traitements scanda-
leusement cumulés, une légère somme de deux ou
trois mille francs nécessaire au rétablissement du
chemin vicinal, qui les conduirait à leur châtelaine
habitation d'un goût bourgeois ?

Un succès d'humanité dont Louis Cornaro se dit
encore très heureux, et qui lui aurait été moralement et physiquement très profitable, c'est que *ses
écrits de la sobriété avaient été goûtés par un*

[1] P. 134, 135.

grand nombre de personnes qui publient haute-
ment l'obligation qu'elles lui ont de ces petits ou-
vrages. « Plusieurs m'ont mandé des pays étrangers,
« ajoute-t-il, qu'après Dieu c'est à moi qu'elles
« sont redevables de la vie [1]. »

Cet illustre vieillard n'a pas été moins honorable
ni moins honoré dans son rôle de simple père de
famille, et, comme on peut le pressentir, n'y a pas
trouvé moins d'éléments de paisible bonheur et de
verte longévité.

Rendu à la vie, il ne veut pas que la branche vé-
nitienne de sa famille s'éteigne en sa personne ; il
cherche une femme qui lui convienne par l'âge, par
l'éducation, par le caractère ; qui lui soit surtout
sympathique par l'esprit et par le cœur ; il la trouve
et il l'épouse. Véronique, — c'est le prénom de
cette femme appartenant à la noble maison des
Spilemberg d'Udine, — aimée comme une autre
Rébecca, paraît aussi, comme l'épouse d'Isaac, me-
nacée d'une désolante stérilité ; mais après quelques
années, une heureuse grossesse porte la joie dans
le cœur des chastes époux, qui pensent devoir cette
faveur à leurs ferventes prières plus qu'aux impuis-
santes prescriptions de la médecine [2]. Louis Cor-

[1] P. 136, 137. — *Il n'y a pas de nations en Europe,*
dit l'Avertissement de la traduction, *qui n'aient ce petit
volume en leur langue.*

[2] DE THOU, *loc. cit.* — Récit de la religieuse de Padoue.
(P. 147.)

naro devient père d'une superbe fille de la plus saine
constitution ; il la marie à un arrière-petit-neveu,
Jean Cornaro, de la branche royale de Chypre, et
il en a onze petits-enfants, huit beaux garçons et
trois charmantes filles. — Voici comme il en parle à
quatre-vingt-trois ans, dans son premier petit traité :

« Pour comble de bonheur, je me vois pour ainsi
« dire renaître en mes petits-enfants, et comme im-
« mortalisé par leur grand nombre. Lorsque je
« rentre chez moi, ce n'en sont pas seulement deux ou
« trois qui me viennent sauter au col et m'enlacer
« de leurs bras ; je n'ai pas à me défendre de moins
« de onze, dont l'aîné a dix-huit ans et le dernier
« deux, tous du même père et de la même mère,
« tous sains, tous bien faits et d'une riche espérance ;
« je me roule sur le tapis de mon salon avec les plus
« jeunes ; j'exerce l'intelligence de ceux qui les pré-
« cèdent ; et les plus âgés me tiennent une utile et
« agréable compagnie. Par forme de récréation, je
« les fais chanter, jouer des instruments, et je me
« mêle à leurs concerts, où je fais bravement ma
« partie, et soutiens ma voix mieux que je l'ai ja-
« mais fait [1].

[2] Cornaro trouvait chaque jour dans ces innocentes joies
du foyer domestique de nouveaux éléments de vie. *Animus
gaudens ætatem floridam facit.* (Proverb., xvii, 22.) La
joie de l'esprit rend le corps plein de vigueur. — *Jucun-
ditas cordis, hæc est vita hominis.* (Ecclésiastiq., xxx, 23) La
joie du cœur est la vie de l'homme.

« Est-ce là une vieillesse incommode et caduque?
« Ceux qui prétendent qu'après soixante et dix ans

C'est ce que nous avons éprouvé nous-même, comme peuvent
le témoigner ces quatre sonnets du mois dernier (septembre
1872), dont nous nous sommes encore efforcé de rendre la
forme classiquement irréprochable, ne pouvant faire mieux.

LES ARRIÈRE-PETITS-FILS ET ARRIÈRE-PETITS-NEVEUX
AU MANOIR CHAMPÊTRE.

I

Le grand roi commandant Versailles, à Mansard :
    « Répandez partout de l'enfance,
« Lui dit-il, qu'on la trouve avec magnificence
    « Dans les moindres œuvres de l'art. »

De ce luxe royal j'eus la meilleure part,
    A l'heureuse triple naissance,
Non de marbres muets, mais de vrai sang de France,
    Se groupant sous mon long regard.

L'un charmant par sa grâce et sa taille élancée;
    L'autre, dans sa mâle vigueur,
Par un bon franc sourire exprimant sa pensée;

    Enfin un disert harangueur,
A candides traits fins et raison avancée,
    Me tiennent gais esprit et cœur.

II

    Et non moins que des petits-fils,
De chers petits-neveux, dont je fais la conquête
Par l'innocent attrait d'une enfantine fête,
    Mes yeux d'oncle sont réjouis.

    Tous au teint de rose et de lis,
Ont beau faire un tapage à me rompre la tête,
Bravant joyeusement la joyeuse tempête,
    Je fais chœur à leurs bruyants ris.

Celui là me ravit par sa noble figure ;
    Celle-ci, fleur de sa saison,
De ma riche corbeille est la vive parure ;

    Et sous mon auguste prénom,
Je vois dans le dernier, de précoce nature,
    L'honneur de ma vieille maison.

« l'on ne vit plus qu'à demi , m'en croiront, s'ils
« veulent ; mais, en vérité, je ne changerais point

III

Et que d'autres du sang qui coule dans mes veines,
Quoique ne portant pas mon sobriquet bourgeois,
Me valent mieux encor que le marbre des rois
Pour égayer des ans les soucis et les peines !

Eux aussi m'ont donné bien des heures sereines,
Des Liztz aux doigts mignons m'accueillent à mon choix,
Par la *Flûte enchantée* ou par *Robin des Bois*,
Ou de leurs petits bras me font d'aimables chaînes.

De leur jaquette à fleurs fièrement revêtus,
Les gazouillants bébés, disposés par rang d'âge,
A mes doubles baisers s'offrent sur le passage ;

Tous de plus ou moins près d'une sœur mienne issus
Et conservant au cœur de même qu'au visage,
Avec ses traits si beaux, ses modestes vertus.

IV

Parmi ces rejetons d'une tige chérie,
Il est deux fleurs dont l'oncle est surtout satisfait ;
Saluons de tout cœur, par un dernier sonnet,
La gentille Camille et l'aimable Marie.

Des beaux chants de Mozart déroulant la série,
Des doigts et de la voix la grande sœur se plaît
A *bisser* du vieillard le programme indiscret ;
Ce m'est une pieuse et douce flatterie.

Dans un savant piquet, à lutter m'appelant,
Le gracieux lutin me bat à toute outrance,
Mais me laisse l'honneur d'un *capot* consolant.

Celle-ci me ravive en sa charmante enfance ;
Et celle-là fait mieux ; son pur et frais talent
M'associe aux bonheurs de sa sainte innocence.

Nous avons, comme Cornaro, cultivé la musique, et bien
que nous ayons renoncé à l'interpréter, nous l'aimons encore
avec une juvénile passion. Nous faisions dans un quatuor
d'*Haydn* la partie que l'on voulait bien confier à notre mé-

« d'âge et de vie contre la plus florissante jeunesse
« qui ne refuse rien à ses sens [1]. »

diocrité. (Lorsque nous avions le choix, nous prenions l'alto
qui nous permettait de suivre plus librement les trois autres
parties.) — Depuis, nous avons accompagné du violon ou du
violoncelle notre excellente femme, qui avait un charmant
talent d'amateur sur la harpe, aujourd'hui si outrageusement abandonnée. — A la mort prématurée de notre belle-
mère, mariée à quinze ans, à soixante plus que centenaire,
l'élégante et noble harpe étant allée au grenier, le violon et
le violoncelle l'y ont suivie, et, comme elle, n'en sont point
sortis. Le goût de la musique nous est néanmoins resté, et
nous trouvons, en des maisons amies et dans notre propre
famille, de bienveillantes personnes qui lui donnent une satisfaction pleine de charmes et très profitable à notre santé
physique et morale. — L'on pourra voir ailleurs comment
nous apprécions Mozart, le plus grand génie musical qui ait
été et sera peut-être jamais.

[1] P. 62, 63.

M. G. DE HUMBOLDT, le frère du célèbre voyageur, dit dans
sa correspondance intime : « Il y a longtemps que je me suis
« représenté la vieillesse comme une phase de la vie plus
« agréable que la jeunesse. M'y voilà parvenu, et je puis dire
« que je ne m'étais pas trompé. — J'ai maintenant soixante
« et quinze ans. Celui qui arrive à cet âge, sans s'être jeté
« en des excès qui détruisent la santé, n'éprouve pas alors
« physiquement un très notable changement, et en même
« temps peut reconnaître qu'il a fait une précieuse conquête ;
« car la paix de l'âme, l'affranchissement des passions ora-
« geuses, voilà ce que nous acquérons difficilement dans la
« jeunesse. (C'est sans doute ce qui faisait dire à Buffon que
« *dans l'âge avancé, il y a plus de gain au moral que de*
« *perte au physique*.) — Grâce à cet attribut du vieil âge,
« à ce dégagement des impétueux désirs, à cette liberté men-
« tale que l'on peut comparer à un ciel sans nuage, notre
« pensée devient plus pure et plus profonde, notre horizon
« intellectuel s'élargit, et chaque vérité pénètre plus facile-

Enfin Louis Cornaro n'a eu à porter aucun deuil inconsolable ; il meurt à cent ans entouré de ses onze petits-enfants et soutenu par sa fidèle Véronique, qui lui survit plusieurs années et rend son âme à Dieu dans un calme si parfait que chacun croit qu'elle s'endort [1]. — « Je prétends, s'était-il « promis en son second petit traité, ô cruelle et in-« fâme gourmandise, mortel poison, le plus dange-« reux ennemi de l'homme ! que mes onze petits-« fils conçoivent pour toi la même horreur, te dé-« clarent une guerre implacable et servent, comme « leur aïeul, d'exemple au genre humain, pour le « détourner de tes homicides convoitises et le ra-

« ment dans notre esprit. » — Notre centenaire Fontenelle avait aussi considéré comme le temps le plus heureux de sa vie, la première moitié de sa seconde vieillesse. Quelques infirmités, et notamment une dureté d'oreille, qui ne lui permettait de suivre une conversation que lorsqu'on lui avait donné ce qu'il appelait *le titre du chapitre*, lui ont rendu la dernière moins facile ; et cependant elle lui paraissait avoir encore assez d'attraits pour ne pas se plaindre qu'elle se prolongeât : « Parlons bas, disait-il à une contemporaine, de peur d'éveiller l'attention de cette impitoyable moissonneuse qui nous oublie. » Il n'avait pas de parents et amis auxquels il lui fût trop douloureux de survivre.

[1] Récit de la religieuse de Padoue. (P. 151, 152.) — « Voilà, dit-elle en terminant, les souvenirs qui me « restent de ces excellentes gens, pour en avoir souvent ouï « parler à feu mon père et à quelques amis de la famille. « Louis Cornaro mérite certainement, par ses vertus et le « sage exemple qu'il a donné à ses contemporains, de ne « pas mourir sitôt dans la mémoire des hommes. »

« mener à une salutaire sobriété [1]. » Et il les avait, sans récalcitrante exception, tous persuadés par l'autorité de ses conseils et de son propre exemple.

XXX

Dieu ne nous a point accordé tout ce bonheur, dont nous n'étions pas digne. Sur cinq enfants, nous en avons eu trois à pleurer ; et nous survivons à une femme plus jeune que nous de huit ans, aussi forte par la chair et le sang qu'elle l'était par l'esprit et par ses hautes qualités morales ; la médecine nous l'a tuée, et par une énervante surabondance alimentaire et par des prescriptions destructives de l'organisme vital. Hélas ! nul n'est prophète en son pays, et surtout en sa propre maison ; c'est un axiôme évangélique : *Nemo acceptus est propheta in patria sua et in domo sua* [2]. Il a fallu que Jésus-Christ fût bien réellement fils de Dieu pour être considéré comme tel par la famille où il était humainement né, et qui l'avait vu grandir. Imaginerait-on que nos chers enfants, qui nous voient à quatre-vingt-six ans avec un visage frais et un confortable embonpoint, sans incommode obésité, faire journellement

[1] P. 99.
[2] Saint Luc, IV, 24.— Saint MATTHIEU, XIII, 57.

d'un pied ferme, par des chemins montueux (habituellement par dessus l'ardu plateau du célèbre Ta-
lant), en lisant avec de simples conserves nos plus
menus journaux, une promenade de quelque dix
ou douze kilomètres, nous reprochent vivement à
chaque repas de vouloir abréger nos jours par une
sobriété excessive ?

Le coup a été terrible ; des liens qui pendant cin-
quante-six ans se sont chaque jour resserrés et for-
tifiés par des actes de dévouement les plus profondément affectueux, par le plus constant et plus
touchant oubli de soi-même, ne se brisent pas sans
de vives et mortelles douleurs. Pas un nuage n'avait
obscurci ce radieux soleil qui disparaît sous un té-
nébreux horizon.

Notre estomac, comme paralysé, nous a refusé
tout service ; pour la première fois, notre panacée
universelle, la diète, se montrait impuissante à lui
rendre son action ; nous avons, par là, été huit jours
persuadé que nous n'en avions plus, de cette vie
mortelle, que pour un ou deux mois ; et bien qu'un
grave intérêt (un dernier petit-fils à établir) nous
rattache encore à ce monde, nous n'y trouvions pas
pour nous un regrettable sujet d'affliction.

Aujourd'hui cependant nous pensons que le
terme de notre deuil n'est pas aussi prochain. Obéissant à d'impérieux et infaillibles instincts de conservation, nous avons obstinément persisté dans

notre diète hygiénique, et après six semaines nous nous sommes encore trouvé la force de vivre. Nous avons pu alors revenir à notre alimentation habituelle, en la réduisant seulement en définitive d'un tiers ou d'un quart ; et sans le moindre avis médical, ayant toujours à lutter contre les inquiètes et sombres prévisions de nos enfants qui nous voyaient *mort de faim*, nous en sommes venu à pouvoir compter, sans trop présumer de nous, sur les trois longues et pourtant bien rapides années que semblent nous promettre, sous toutes réserves, les tables de longévité du grand Buffon. — Nous aurions même, si nous en croyons nos bons visiteurs, perdu peu de chose de notre fraîche apparence de santé. Le plus âgé de nos arrière-petits-fils, qui est venu égayer le manoir champêtre où nous nous sommes dérobé à la médecine savante, s'est joyeusement écrié, lorsque nous l'avons pris sur nos bras pour recevoir ses caresses : « Mais..., grand grand-papa, vous n'êtes plus malade ; vous avez une mine superbe. » Et si, comme le dit Lafontaine, *cet âge est sans pitié*, du moins on ne lui fera pas le reproche de farder sa pensée par de vains compliments. Notre santé, nous avons lieu de le croire, n'aura fait que se reposer quelques mois. La douleur, qui comprimait l'action de l'organe le plus nécessaire à la vie, est devenue par le temps la plus consolante des espérances, et comme la certitude morale d'une puis-

sante protectrice là où l'homme pécheur en a le plus
besoin [1].

DEUX ANNIVERSAIRES

18 juillet 1870.

Mon deuil, hélas ! a trop duré ;
Après cette pesante année,
De ma terrestre destinée
Que ne suis-je enfin délivré ?

Et pourtant, par ton nom sacré,
Femme angélique, pour moi née,
De ma vieillesse infortunée
Je n'aurai point désespéré.

Dans mes pieuses insomnies,
Aux ineffables harmonies
D'un écho des célestes chœurs,

Je touche au comble des bonheurs ;
Nos âmes au ciel sont unies,
Comme ici-bas l'étaient nos cœurs.

18 juillet 1871.

Il semble que sur moi veillant avec amour,
Contre le cours des ans, tu protéges ma vie,
Sainte femme ; peut-être il faut qu'ainsi j'expie
D'orgueilleuses erreurs le trop fréquent retour.

Ne rends pas cependant par trop long mon séjour
En ce monde sans foi, pour ne pas dire impie,
Où je te vois à peine une pâle copie,
Où d'une sombre nuit perce un si faible jour.

Fais que Dieu, désarmant sa justice sévère,
M'épargne en sa clémence et l'absinthe et le fiel ;
Que la coupe fatale enfin soit moins amère ;

Mais en vain pour ma lèvre elle serait tout miel ;
Quel bonheur puis-je encore attendre de la terre
Alors que j'ai par toi compris celui du ciel ?

Fontenelle s'est guéri de la seule maladie sérieuse dont il ait été atteint depuis sa naissance jusqu'à *sa difficulté de vivre,* en diminuant sa nourriture au point de ne prendre par jour qu'une tasse de léger café. — Tout ce qu'un vieillard surtout prend au delà du nécessaire, de l'indispensable, diminue ses forces au lieu de les augmenter [1].

XXXI

Mais à cette sage et prévoyante sobriété, à ces nobles jouissances du devoir généreusement accompli, à ces ineffables joies du foyer domestique, il faut et surtout (c'est notre thèse finale) joindre les sublimes espérances de la foi platonique [2] et chrétienne. La certitude morale d'un avenir réparateur pourrait, au besoin, suppléer à tout, à la santé, à la famille, à la patrie, et rien ne saurait en tenir lieu. Qu'est-ce qui sauverait d'un sombre et mortel désespoir la vieillesse en apparence la plus heureuse, si

[1] RÉVEILLÉ-PARIZE, *De la vieillesse,* p. 333, 341. — Du bouillon de poule épaissi par un jaune d'œuf nous paraîtrait un aliment très confortablement sain pour un vieillard affaibli.

[2] La philosophie de Platon conduit au christianisme, tandis que celle de Descartes et de Leibnitz se borne à le côtoyer. (*La Philosophie et le Concile, Revue contemporaine* du 31 mars 1869.)

elle était la néfaste dernière heure d'un jour sans
lendemain ? — Et pour le jeune homme même,
quelle pensée plus cruelle, plus désespérante que
celle d'exister un moment, pour cesser d'être à tout
jamais ! — Combien au contraire ne portera-t-elle
pas légèrement et dans un long avenir le poids de
ses années, si le soir de la vie touche à l'aurore radieuse d'un jour d'éternelle félicité ? *Il n'y a rien,*
dit le bon Plutarque, *qui mieux que d'espérer conserve la vie à l'homme* [1]. « L'espérance est l'état
« de l'âme le plus favorable à la santé, » dit elle-
même la médecine savante [2]. Il n'y a rien aussi qui
fasse mieux tout sacrifier au devoir [3].

Les réflexions qui suivent, de la *Revue d'économie
chrétienne* [4], sur la morale d'Epicure, sont d'une ir-
récusable et saisissante vérité ; nous ne pouvons que
regretter de les affaiblir par une analyse, où peut-
être encore céderons-nous trop à notre amour-
propre d'auteur :

« L'épicuréisme, qui s'annonce comme l'infaillible
recette du bonheur, ne laisse, à ses grands apôtres
mêmes, qu'une accablante et mortelle impression de
tristesse ; il est craintif et pitoyable chez son fervent
créateur, Epicure, qui réduit le bonheur aux plus

---

[1] Traduction d'Amyot.
[2] Devay, t. ii, p. 230.
[3] Trochu à la garnison de Paris, septembre 1870.
[4] Juin 1866, *Etudes sur les moralistes anciens*, par
Amédée de Margerie.

chétives proportions ; il est sombre et amer chez son
poétique chantre Lucrèce, qui entend à chaque heure
du jour « les pleurs, compagnes de la mort et des
« noires funérailles, mêlés aux plaintifs vagisse-
« ments de la naissance [1]. »

« Le sage sera-t-il à l'abri de ces souffrances qui
torturent souvent des années entières (et les jours
sont alors des siècles)? *Il se consolera*, dit Epicure.
— Je me console de la perte d'un ami par l'espoir
de le retrouver et de ne plus le perdre dans un
monde meilleur;... de mes fautes, par le repentir et
la résolution de n'y plus tomber ;... des douleurs du
corps et de l'âme, par la pensée qu'elles me sont
une épreuve et une expiation, la semence féconde
d'où la récompense germera au centuple... Mais avec
quoi Epicure se consolera-t-il? Sera-ce par le souvenir des plaisirs d'autrefois? Le contraste de ces
joies à jamais évanouies et des misères irrémédiables
du présent ne lui sera-t-il pas au contraire une impitoyable aggravation de son malheureux sort? C'est ce
qu'exprime bien le *lamento* du gondolier d'*Othello*,
qui a inspiré à Rossini une si belle page musicale,
cette navrante mélodie des déchirants souvenirs qui
nous assaillent, alors que nous foulons d'un pied

[1] Necnon ulla diem neque noctem aurora secuta est,
Quæ non audierit mixtos vagitibus ægris
Ploratus mortis comites et funeris atri.

désespéré la cendre éparse de tout ce qui nous fut
cher :

> Nessun maggiore dolore
> Che ricordarsi del tempo felice
> Nella miseria [1].

Point d'autre consolateur à l'épicurien tombé de son
ciel philosophique, que l'effroyable spectre du néant.
Le suicide seul le délivrera du fardeau auquel suc-
combe sa vaniteuse faiblesse. Voilà le port où vient
aborder cet homme heureux.

« Dire que la mort ne nous touche point ; *que
tant que nous sommes, elle n'est pas, et que quand
elle est, nous ne sommes plus* [2], ce n'est là qu'une
misérable et ridicule argutie d'école. C'est du milieu
des jouissances les plus vives que retentit avec le
plus de poignante énergie ce cri de douleur :

> De mes plus heureux jours, dans le sombre avenir
> Mon âme avec effroi se plonge ;
> Et je me dis : Ce n'est qu'un songe
> Que le bonheur qui doit finir.

L'âme humaine ne se dégagerait de cette oppression

---

[1] Il n'y a pas de douleur plus amère qu'un souvenir heureux dans les jours de tristesse. — Ces vers sont de Dante,
(*Inf.*, v, 41).

[2] Alexandre DUMAS, dont les vers valent, ma foi, mieux
que la prose (et à la vérité ce n'est pas beaucoup dire), a,
dans sa tragédie de *Caligula*, heureusement rimé cet axiôme
épicurien, mais sans le rendre plus consolant :

> La mort n'a point de prise aux esprits résolus ;
> Je suis, elle n'est pas ; elle est, je ne suis plus.

qu'en cessant de penser. L'on s'étourdit dans l'ivresse des sens ; mais cette ivresse est courte, et avant même qu'elle soit dissipée, la pensée d'une mort éternelle renaît avec toute son inconsolable amertume. Cet

Amari aliquid quod in ipsis floribus angit,

du malheureux Lucrèce, détruit d'avance le bonheur fictif que le sage d'Epicure avait si laborieusement préparé.

« Le stoïcisme, avec ses austérités surhumaines, n'est pas plus sympathique à nos nobles instincts d'immortalité parl 'âme et la pensée. — La mort, dit, après le profond moraliste Sénèque, le sage empereur Marc-Aurèle, la mort est une dissolution conforme à la nature des éléments dont chaque être est composé ; or, rien de ce qui est conforme à la nature ne peut être un mal. Sans doute, il est fâcheux de voir s'anéantir sa propre personnalité, de devenir une chose qui n'a plus d'existence, plus de nom même ; mais on doit se réjouir de contribuer ainsi à l'ordre général : *grande solatium est cum universo rapi*[1]. Quelle amère et cruelle dérision ! Donnez donc une telle consolation à cette pauvre femme que dévore un affreux cancer ; à cette ardente jeune fille atteinte d'un mal héréditaire qui lui fait faire chaque jour un douloureux pas vers la tombe ; et voyez

[1] MARC-AURÈLE, *Pensées*, liv. II, XVII. — SÉN., *De Prov.*

avec quel redoublement de cris désespérés elle sera accueillie !

« Le chef de la secte cyrénaïque, Aristippe, et après lui le poëte de l'*aurea mediocritas* à cinquante mille francs de rente, Horace, sont plus logiques, lorsqu'ils veulent qu'on saisisse le plaisir au passage ; qu'on vive au jour le jour ; qu'on ferme les yeux à tout ce qui n'est pas l'instant présent :

> *Carpe diem, quam minimum credula postero ;*

qu'on vive enfin la vie de l'animal immonde, du bœuf, de l'âne, du porc. Et encore, à moins que la dégradation ne soit complète, absolue, viendra toujours le moment où il faudra bien compter avec cet impitoyable créancier, la mort. *L'âme... est-ce un feu passager que la mort doit éteindre, ou un principe immortel dont le véritable avenir est au delà du tombeau? Voilà un problème dont l'heure est marquée dans la vie de tout homme. Le sceptique le plus déterminé le retrouve un jour à son chevet pour sa consolation ou pour son désespoir* [1].

La *Revue des Deux-Mondes*, qui ne se pique pas d'un ascétisme chrétien, porte le même jugement sur Lucrèce, et parle absolument le même langage :
« La meilleure réfutation de l'épicuréisme, dit-elle [2],
« est dans la tristesse désespérée de son grand poëte,

---

[1] Jules SIMON, *Du Devoir.*
[2] 1er mars 1863. *Le poëte Lucrèce*, par MARTHA.

« finissant, suivant une tradition accréditée, par la
« folie et le suicide [1]. L'on sent, dans sa triomphante
« ivresse, une mélancolie profonde qui dément ses
« affirmations hautaines : un ciel vide, un néant
« éternel pour tout avenir. »

Encore une autorité curieuse : le fier épicurien
Frédéric II de Prusse, dit le Grand, trouvait qu'en fin
de compte la doctrine de son grand philosophe n'é-
tait bonne à le consoler que *des maux d'autrui.*

---

[1] Cette tradition est consacrée par l'autorité de l'historien Eusèbe de Césarée et de saint Jérôme, et elle s'expliquerait au besoin par ce que l'on sait de plus certain de la
déplorable vie de Lucrèce, très malheureux en amitié et en
amour, et n'ayant pas même joui de sa gloire. Né trente
ans avant Virgile, trente-sept avant Horace et Auguste,
dans toute la force de son génie, au commencement de ce
grand siècle littéraire, il y reste à peu près inconnu. L'Art
poétique, où le barbare Ennius a trouvé place, ne fait nulle
mention du chantre de la nature : Cicéron, qui citait tout,
prononce à peine une fois son nom, comme un nom sans
lustre, et dans sa correspondance intime avec un frère, maniaque littéraire. L'impiété des doctrines du poëte devait en
effet le refouler dans cette obscurité vengeresse, à une époque
de restauration morale où se montraient encore vivantes les
traditions religieuses de l'ancienne Rome. Il a fallu pour le
populariser Caligula, Néron, Domitien.

Déshonoré par un faux ami, blessé profondément au cœur
par une femme éperdûment aimée (il avait surpris sur son
visage la trace d'un sourire qui n'était pas pour lui : *in
vultuque videt vestigia risus*), tristement déçu de son rêve
d'une gloire (*acri percussit thyrso*, s'était-il dit, *laudis
spes magna cor meum*), qui ne pourrait s'évanouir qu'avec
l'éternelle capitale du monde, — l'on voit qu'Horace et Cicéron croyaient à leur immortalité, parce qu'ils étaient persuadés de celle de Rome, — Lucrèce ne pouvait contre tant

XXXII

Depuis six ans que nous nous sommes retiré
de la scène active du monde pour nous préparer au jugement de Dieu, nos préoccupations les

de souffrance trouver un abri que dans ce qu'il appelle poé-
tiquement *lethi secura quies*. La sinistre légende serait
donc au moins très vraisemblable.

Avec un ciel désert, avec le néant comme fin de toutes
choses, il n'y a pas d'autre issue à la vie humaine que l'a-
brutissement ou le désespoir. Un calme heureux n'y est
possible que par la confiance en un Dieu souverainement
juste et bon, la soumission à sa volonté sainte et l'accepta-
tion résignée des épreuves de cette vie, dont la souffrance
est le dernier mot.

Lucrèce, si richement doué par la nature, a connu ces
vérités morales; tout son poëme en fait foi, et son désen-
chantement de toutes choses se produit à chaque vers. S'il
a chanté la volupté comme la première et l'unique loi de
l'homme, ce n'a d'abord été qu'une erreur de ses sens; malheureusement, il a fini par se persuader, et ne pouvant supporter le poids du désespérant avenir qu'il se créait, il s'en
est déchargé par un lâche suicide.

Si le pauvre Epicure, après avoir laborieusement édifié
son triste bonheur, ne s'est pas hâté lui-même d'en finir avec
cette vie désolante, c'est qu'il n'avait pas la vive et forte
imagination de son malheureux disciple.

« Heureux, a dit un honnête romancier qui mériterait
« plus de lecteurs, heureux celui qui peut avec confiance se
« mettre à l'abri sous l'assurance de l'immortalité, et sentir
« que le monde ne nous est pas donné pour y vivre, mais
« pour y attendre courageusement la mort..... que chaque
« trésor de connaissance qu'il acquiert le suit à travers une
« existence sans limites..... » (BULWER, *l'Etudiant*, t. 1.)

plus vives, nos méditations les plus profondes, ont
eu pour objet la thèse philosophique de l'immortalité
de l'âme. Nous en résumerons la constante et uniforme conclusion par cette pieuse stance que nos
bienveillants lecteurs voudront bien peut-être encore
accueillir comme une preuve que notre régime de
sobriété n'a ni égaré notre jugement ni éteint notre
imagination [1].

> Si d'éclatants reflets de ta grandeur suprême
> Ne dissipaient la nuit qui voile ici mon sort,
> Mon âme, Dieu puissant, lirait en elle-même
> Que tu ne l'as point faite esclave de la mort [2].
> Le désolé Lucrèce et le triste Épicure
> Veulent en vain nier ma céleste nature ;
> Ce qui veut, ce qui pense est immortel en moi ;
> Ma raison, repoussant un doute téméraire,
> Ne laisse sur ce grand mystère
> Ni péril, ni lutte à ma foi.

[1] Quoi qu'en pensent de vieux élèves devenus nos jeunes
amis, ces vers des derniers jours qui nous luisent, ne sont
sans doute, comme nos sonnets, que d'une honnête médio-
crité.— Mais ce qui est vrai, ce que nous ne saurions trop
dire, c'est que nous n'aurions pas eu la patience de faire
aussi bien à dix-huit ou vingt ans, comme ont pu le témoigner
à nos patients lecteurs, les chefs-d'œuvre pindariques dont
nous flattions sur les bancs de l'école l'amour-propre paternel.
— Un constant et patient travail, c'était la muse de Virgile,
qui passait un jour entier à polir deux vers, et de Boileau,
qui se promenait deux après-midi pour accoucher enfin au
coin d'un bois d'un hémistiche viable.— Le génie c'est la
patience, disait Hugues Blair, et après lui notre Buffon.

[2] Notre immortalité nous est révélée d'une révélation in-
née et infuse dans notre esprit. (JOUBERT, *Pensées*, tom. 1ᵉʳ,
p. 98.)

La philosophie ancienne la plus spiritualiste n'a pas une conviction bien ferme et bien persuasive de la nature immortelle de l'âme humaine. Les raisonnements sur lesquels Socrate fonde ce dogme consolateur ne paraissent guère propres à convaincre un incrédule. Voici l'argument le plus intelligible du plus sage des sages du paganisme : *Un contraire ne peut recevoir son contraire ; l'âme qui est la vie ne peut donc recevoir la mort ; or quelle est la qualité de ce qui ne peut mourir? L'immortalité.*

La lumière socratique, fort mélangée d'ombre, avait déjà bien pâli dans l'âge suivant ; elle apparaît à peine chez Aristote. Aussi le rapporteur général des doctrines académiques [1], Cicéron, ne voit en celle-ci qu'une hypothèse probable ; et subsidiairement, *à toutes fins,* comme disent les gens de palais, il se console de mourir d'une mort éternelle par cette sottise du pauvre Epicure, mise en vers classiques par Alexandre Dumas, qu'*après tout le néant ne nous touche pas, attendu que lorsqu'il est, nous ne sommes plus.* « Pourquoi craindre la « mort, dit-il en son livre beaucoup trop vanté *De* « *la Vieillesse?* Si ce n'est pas un éternel bonheur, « ce sera un éternel repos. » — Etrange repos que

---

[1] La maison du faubourg d'Athènes, où Platon enseignait sa philosophie, fut appelée *Académie;* c'est aussi le nom qu'on a donné à la villa proche Puzzole, où Cicéron écrivit ses *Questions académiques.*

le néant ! *Plane negligenda, si omnino exstinguit animum, aut etiam optanda, si eo deducit ubi sit æternus. Quid igitur timeam, si aut non miser, aut beatus futurus sum* [1] ?

La philosophie de Descartes en est encore, pour le dogme fondamental de l'existence de Dieu, au célèbre argument dit de *Saint Anselme*, qui a le tort capital de partir d'une abstraction pour arriver à une réalité : « J'ai en moi l'idée de Dieu, c'est-à-dire « d'un être parfait ; or l'existence étant une perfec- « tion, je ne puis sans absurdité supposer que l'être « parfait n'existe pas. »

Les philosophes spiritualistes du jour ont un langage plus rassurant, paraissent plus intimement convaincus de ce qu'ils enseignent. « Dieu ne nous « a pas donné la pensée et l'amour pour que nous « rendions ces trésors au néant. O Pascal ! l'uni- « vers ne saurait m'écraser ; qu'il broie mon corps, « soit ; mais mon âme lui échappe [2]. » Toutefois,

---

[1] *De Senectute*, cap. xix.—Malheureux qui n'a point appris à mépriser la mort, qui n'est digne que de mépris, si l'âme meurt avec le corps, et qui est même souhaitable, si elle place nos âmes en quelque lieu où elles soient éternelles.— Que veut-on donc que je craigne, si je suis assuré ou de n'être point malheureux après la mort, ou d'être même éternellement heureux? (Traduct. de DU BOIS, de l'Académie française.)

[2] Jules SIMON, *Du Devoir*. — Lacordaire a dit *plus éloquemment* : « Le néant serait notre suprême espérance! « notre vie, le passage d'un jour à travers des sépulcres! « Jamais le genre humain n'acceptera tant de désespoir. »

leur logique étroite laisse encore certainement beaucoup à désirer ; elle ne justifie que trop ce qu'on a dit de la logique en général : qu'*elle fournit des raisonnements pour et contre toutes les propositions.*

Aussi acquiesçons-nous de tout cœur à cette réflexion du profond et incisif Joseph de Maistre qui, sous forme de paradoxe, nous a dit tant de rudes et bonnes vérités [1] : « Le doute ressemble à ces

---

Et une chanson polonaise *plus logiquement* : « La terre retourne à la terre, et l'esprit, ce don du ciel, ne serait pas rappelé là, d'où il est parti ! »

Sans prétendre dire mieux que le grand orateur dominicain, nous nous demanderons à nous personnellement : Aurai-je donc égaré mes pas en d'âpres sentiers, perdu toutes mes sueurs, toutes mes larmes en ce pénible et douloureux pèlerinage dont mon pied touche le terme ? Cinquante ans de luttes, de sacrifices, d'espérances ne seront-ils qu'une amère et irrémédiable déception ? *Non,* répond un poëte américain de l'époque actuelle, aussi populaire en Angleterre qu'aux Etats-Unis ; *le tombeau n'est point le néant ;* cette parole : « Tu as été poussière, tu retourneras en pous-« sière, » *n'a pas été dite à l'âme.* (*Le Psaume de la vie,* par Henri LONGFELLOW.)

[1] Notamment celle-ci : « Il y a, comme on sait, plusieurs « sortes de courages, et sûrement le Français ne les possède « pas toutes. Intrépide devant l'ennemi, il ne l'est jamais « devant l'autorité la plus injuste ; rien n'égale la patience « de ce peuple, qui se dit libre..... Les tyrans se succèdent, « et toujours il obéit. » (*Réveil national,* mai 1867, p. 352, 353.)

Et dire qu'après une déplorable expérience de trois quarts de siècle, nous en sommes toujours à briser étourdiment un sceptre tutélaire, pour nous précipiter follement dans une anarchique orgie, et bientôt éperdus, effrayés de notre honteuse victoire, nous jeter lâchement à la tête du premier

« mouches importunes qu'on chasse et qui revien-
« nent toujours ; il s'envole sans doute au premier
« geste de la raison ; mais la religion le tue, et fran-
« chement c'est un peu mieux [1]. »

Et nous nous écrierons avec Lacordaire, passant
d'une inquiète et nuageuse philosophie à un catholicisme aussi fervent qu'éclairé : « Ah ! qu'il est
« doux, après avoir été torturé par la raison, de se
« reposer sur la Foi [2] ! »

aventurier qui nous offre le joug traditionnel ! Il faut pour
le croire en être le triste témoin. Ajoutons que plus un
gouvernement nous démoralise et nous avilit, plus il a de
chances de durée. Le plus honnête que nous ayons eu, celui
de Charles X, n'a pu avec des hommes irréprochables se soutenir que quatre ans ; et l'infâme second empire nous a vingt
ans tenus dans sa fange.

[1] *Troisième soirée de Saint-Pétersbourg.* — C'est le conseil
du baron DE FEUCHTERSLEBEN. « Délivrez-vous des mortelles
langueurs du doute, en prenant dans de viriles convictions
le point d'appui de votre volonté et de votre vie. » (Compte
rendu précité de CARO, p. 133.)

[2] Conférences de 1835, 1836, 1843.
Le philosophe qui traduisait Kant, sans trop le comprendre, et aurait mieux fait pour nous et pour lui de consacrer sa plume élégante à des travaux purement littéraires,
Cousin, disait un jour, avec son emphase de professeur, à
M. l'abbé Baunard : « Nous autres philosophes, nous navi-
« guons au hasard, sujets à l'égarement, exposés aux nau-
« frages..... La philosophie c'est un voyage d'exploration
« hardi, aventureux, à la recherche de l'inconnu ; nous ne
« savons où prendre terre.....; vous, vous avez la boussole,
« les étoiles, le pilote, le port enfin. » (*Revue d'économie
chrétienne*, février 1867, p. 194.)
Le monde païen ne connaissait pas la Foi ; ce n'était pas
qu'il n'eût aucune croyance ; mais la Foi n'est pas seulement

La Foi, ce calme heureux de l'esprit et du cœur, demandent avec une inquiète sincérité beaucoup d'honnêtes gens chrétiens par leurs vertus, comment, si elle nous manque, nous la donnerons-nous ?

Par une volonté ferme, constante, aidée de la prière, répond l'éloquent prédicateur, avec l'autorité de son expérience.

Mais pour prier, répliquent nos honnêtes gens, il faut avoir la foi même.

Oui, certainement, reprend le saint prêtre avec sa profonde connaissance du cœur humain, une foi commencée, une foi hésitante que la prière fortifiera [1], complétera ; et le doute est précisément le commencement de la foi, comme la crainte est le commencement de l'amour ; *timor, initium sapientiæ* [2].

la *croyance*, c'est de plus la *confiance*. Le christianisme a le premier doué l'esprit humain de cette foi pleine de sécurité ; et ce n'a pas été son moindre bienfait. (Charles LENORMANT, *De la divinité du christianisme dans ses rapports avec l'histoire*.)

[1] L'honnête et grand artiste Nourrit raconte que pendant son dernier séjour à Naples, où il était allé créer le *Poliuto* qui fut interdit par la police, assistant le dimanche au sacrifice solennel de la messe, et mêlant ses prières à celles de l'Eglise, toutes les objections avaient disparu ; que plus rien ne s'était interposé entre Dieu et lui, et que ce retour franc, spontané vers la religion lui avait donné un bien-être indicible. (*Correspond.*, 10 avril 1868, p. 170.)

[2] Conférences précitées. — Des chrétiens se plaignent de

Et pour conclure sur ce point, est-il possible qu'ici la vérité ne soit pas au moins entrevue par celui qui la cherche d'un cœur sincère ?

Nous ne comblerons pas la mesure de nos témérités en nous livrant à une polémique toute religieuse ; nous nous permettrons seulement de reproduire une réflexion toute simple, à la portée de tous les esprits, tirée de la correspondance privée d'un vaillant homme de lettres, qui avait toute notre affectueuse estime, et dont nous avons eu à pleurer la mort prématurée [1].

« L'homme est essentiellement religieux ; ce sentiment est un élément de sa nature même ; c'est, pour ainsi dire, son trait caractéristique. Bien des hommes semblent, par l'intelligence, au-dessous de certains animaux ; mais ils ont le sens religieux qui manque à l'instinct le plus développé [2].

---

n'avoir point la *foi*, qui accomplissent cependant les grands commandements de l'Eglise ; viendraient-ils avec une *incrédulité absolue* s'agenouiller au tribunal de la pénitence et implorer du vicaire de Jésus-Christ le pardon de leurs fautes, puis s'empresser dans la foule des fidèles à la table sainte ?

L'on ne se donne pas la foi, mais on peut la demander à celui qui la donne ; et lorsqu'on s'adresse à lui sincèrement, avec le désir sérieux de profiter de ses dons, l'on est toujours exaucé. (*Journal d'un philosophe,* par l'abbé BAUTAIN, p. 271.)

[1] Ozanam, jurisconsulte, philosophe chrétien, profond interprète de Dante.....

[2] Le sentiment religieux est une faculté inhérente à

« Tous les peuples ont cru, croient et croiront à
une puissance suprême vengeresse de ce qui est

l'homme; il est absurde de prétendre que le mensonge et la
fraude aient créé cette faculté; l'on ne met rien dans l'âme
humaine que ce que la nature y a mis. (Paroles de Benjamin
Constant rapportées par Mme Récamier.)

Cette thèse est solidement développée par un des athlètes
les plus éminents de la philosophie, si bien qu'on pourrait
s'étonner de ne pas le voir dans l'autre camp : « La critique
« de notre siècle ne croit pas que tout soit dit, lorsqu'on a
« rangé l'institution religieuse parmi les superstitions de
« l'ignorance ou les rêves de l'imagination. La vertu morale,
« la grandeur sociale, la durée des religions dont l'on a dit
« avec tant de vérité qu'elles sont *les nourrices et les insti-*
« *tutrices du genre humain*, ne permettent pas une
« pareille fin de non-recevoir à un siècle aussi positif,
« aussi observateur, aussi disposé à s'incliner devant la
« puissance des faits. Nous ne pouvons expliquer d'aussi
« grands effets par d'aussi pauvres causes. Comment une
« institution aussi populaire, aussi permanente que la reli-
« gion, pourrait-elle être considérée comme un accident dans
« le développement de la civilisation générale, auquel elle a
« jusqu'ici présidé?— N'est-ce pas la preuve certaine qu'elle
« tient aux racines mêmes de l'humanité? — Enfin cette
« preuve historique ne semble-t-elle pas confirmée par les
« expériences décisives de la psychologie elle-même? Si la
« religion n'est qu'une illusion de l'imagination, une erreur
« naïve de l'enfance de l'esprit humain, comment persiste-
« t-elle à l'âge de la raison virile chez tant d'hommes aussi
« distingués par l'intelligence que par la science? Le senti-
« ment religieux ne serait-il pas un besoin, alors même
« que le symbole ne satisfait pas la raison? La foi n'aurait-
« elle pas ses droits sur la nature humaine, aussi bien que
« la science? En un mot, si les religions passent, la religion
« même ne serait-elle pas éternelle?... . Si les formes s'é-
« vanouissent..... le fond n'est-il pas immuable? » (*La Reli-*
gion, Paris, 1869, p. 7, 8, par M. Vacherot, qui attaque

mal [1]. Sans doute, ce dogme immuable par le fond a
été plus ou moins altéré dans la forme par les passions

d'ailleurs si inconsidérément les traditions évangéliques,
dans sa double étude sur la *Crise religieuse* et sur la *Théo-
logie catholique.*)

Napoléon avait rétabli les cultes, et l'avait fait avec la
profonde conviction qu'il faut une religion à toute société,
non comme un moyen de police de plus, mais comme *une
satisfaction due aux plus nobles besoins de l'âme humaine.* (Thiers, *Histoire du consulat et de l'empire*, t. vi,
p. 518.)

[1] Comment ne pas croire ce qui a été cru, toujours, en
tous lieux et par tous, *semper, ubique, ab omnibus?* (Vin-
cent de Lérins.)

Lucrèce disait lui-même qu'il n'y avait pas un homme qui
n'eût la crainte des dieux :

> *Præterea cui non animus formidine divum*
> *Contrahitur?.....*

Et il prétendait faire de l'athéisme par philanthropie. —
Etrange amour de l'humanité que de la vouer au néant, et
d'assigner le même sort au crime et à la vertu, d'autant
plus incompréhensible chez cet esprit aussi logique qu'élevé,
qu'ici, par une noble inconséquence, il voulait pour l'homme
la plus complète liberté philosophique! C'était à ses yeux
une nécessité absolue dans son système qui, sans cet élément spiritualiste, aurait transformé son beau génie et son
charitable amour de l'humanité en une brutale machine
n'ayant pas la conscience de ce qu'elle faisait. Et quel libre
arbitre pourrait-il y avoir, je vous prie, en des parcelles de
matière fortuitement agglomérées par une force aveugle? —
Voilà, hors du dogme d'une création libre, la haute sagesse
humaine.

Notre poëte athée se donne bien d'autres démentis; nous
en signalerons un qui sape son système par la base même.
— Il faut à ses atomes corpusculaires, pour s'entrechoquer
dans le vide, s'accrocher un beau jour en chemin et former
enfin le monde et l'homme tels que nous les voyons, une force

de l'humanité déchue, faisant Dieu à son image. — *Si Dieu a fait l'homme à son image, nous le lui ren-*

motrice qu'ils ne sauraient trouver en eux-mêmes ; car, ainsi que l'établit le Père VENTURA dans sa polémique religieuse, *la matière est essentiellement inerte ;* et comme le prouve un autre puissant raisonneur, Joseph DE MAISTRE (*Soirées de Saint-Pétersbourg,* 3e entretien), *tout moteur primitif est nécessairement immatériel.* — Et c'est bien ce que pensait Lucrèce lui-même, écoutez ! — Il assigne limitativement à ses corpuscules trois qualités : la figure ou la forme, la grandeur, le poids. (Pouvait-il lui donner plus?) Et il reconnaît formellement que toute autre leur manque, notamment la force motrice. Aussi suppose-t-il une force cachée, *vis abdita,* une faculté secrète, *secreta facultas,* en un mot « une puissance mystérieuse » qui les aurait d'abord mis en mouvement. Or que serait-ce, s'il vous plaît, que cet agent invisible, incomprehensible, séparé et distinct de la matière, sinon, quelque nom qu'il vous convienne de lui donner, le Dieu créateur, pur esprit, comme le représente Moïse, inspiré par ce Dieu même ?

Au surplus, l'on ne persuadera jamais au genre humain que, comme Lucrèce en vient à l'affirmer dogmatiquement, « l'œil n'a point été fait pour voir, l'oreille pour entendre, l'estomac pour digérer ! » — Voltaire qui, lorsqu'il n'était pas sous le joug de ses mauvaises passions, avait autant de bon sens que d'esprit, voyait dans cette assertion du chantre de la nature, qu'il admirait comme poëte et même comme moraliste, *la plus énorme absurdité, la plus révoltante folle idée qui ait passé par un cerveau philosophique :* « tout douteur que je suis, ajoute-t-il plus irrévérencieuse-« ment encore, cette démence me paraît évidente ; et je le « dis, le disciple d'Epicure est décidément, comme philo-« sophe, au-dessous d'un portier de collége ou d'un bedeau « de paroisse. » Et il n'est en effet pas un sceptique, ayant quelque respect de lui-même, qui ne dise avec ce grand douteur :

> Le monde m'embarrasse et je ne puis songer
> Que cette horloge existe et n'ait point d'horloger.

dons bien, a dit le spirituel pseudonyme de la marquise de Créquy. — Mais dans le sens le plus absolu, l'erreur suppose la vérité. Parmi les religions qui se sont partagé et se partagent encore le monde, il en est donc nécessairement une qui est vraie. Laquelle ? voilà toute la difficulté. — Le paganisme est bien définitivement jugé ; jamais personne ne renouvellera la folle ou sotte tentative de Julien l'Apostat, ne songera à restaurer le culte du dieu Jupiter qui, sans qu'il les rachetât par aucune vertu, avait les vices de notre nature dégradée, à se rendre justiciable de nos cours d'assises. Lucrèce avait grand' raison, en le congédiant de l'Olympe, de lui refuser même *le banal certificat de bonnes vie et mœurs* [1].
— Le brahmisme (panthéisme aristocratique) ou bouddisme (panthéisme démocratique), avec ses dix incarnations en sanglier, en tortue, en brochet, en porc... du grand dieu Parabaravaston créant Brahma,

---

[1] L'athée Auguste Comte a de meilleurs procédés pour notre Dieu ; après l'avoir courtoisement reconduit jusqu'à ses frontières, il le remercie avec effusion de ses services du temps passé ; et assurément c'est justice. Il y a quelque différence entre le Dieu du Calvaire et le *seigneur Jupiter dorant la pilule* au triste Amphytrion. — Nous croirions volontiers que si Lucrèce, doué des plus généreux instincts, avait vécu de nos jours, il aurait chanté le christianisme. C'était plutôt une âme souffrante qu'un voluptueux épicurien. Le Tartare ne pouvait guère l'effrayer ; mais l'Elysée ne devait pas lui plaire plus qu'à l'Achille d'Homère préférant à cet heureux séjour l'étable d'un bouvier.

pour se décharger sur ce dieu serviteur du soin de créer le monde [1], n'aura pas assurément chez nous un seul prosélyte. — Nous aimons à croire que le mahométisme, triomphant par la sanglante brutalité du sabre ou par une infâme séduction des sens, avec son grand prophète qui se fait apporter par l'ange Gabriel l'ordre de prendre pour septième ou huitième femme une pauvre enfant de six à sept ans, n'en aura pas davantage.

« Reste le christianisme, qui s'impose aux plus libres penseurs par sa haute moralité ; la philosophie du dix-huitième siècle, si hostile à ce culte qui envahit le nouveau monde après avoir conquis l'ancien, veut bien lui accorder sur le brahmisme ou bouddisme et sur le mahométisme *une supériorité de raison et de vérité* [2]. Aujourd'hui, il est vrai, il se présente à nos yeux avec trois Eglises rivales : la protestante, la grecque, la catholique, c'est-à-dire que nous avons à choisir entre l'anarchie, le despotisme et une noble liberté dans l'ordre [3]. Il n'y a pas, ce semble, beaucoup à hésiter. »

---

[1] *Correspondant* de juillet 1869.

[2] *Le Globe*, t. iii, n° 30, 21 novembre 1826. — *Revue d'économie chrétienne*, février 1867, p. 206.

[3] Voyez donc, comme le dit si bien Thiers dans son *Histoire du consulat et de l'empire*, ces *majestueuses assemblées*, appelées *conciles*, « régiant comme à la majorité du genre humain tous les points quelque peu douteux de la Foi catholique. »

Notre pieuse croyance au Dieu rédempteur serait encore, s'il en était besoin, fortifiée par les étranges aberrations de ses ennemis. Ainsi la glorieuse résurrection de ce Dieu, qui est mort comme un homme d'un supplice ignominieux [1] pour nous racheter du

[1] Jésus-Christ a, pour que la réparation fût égale à la faute, voulu mourir, bien que Dieu, avec toute la tristesse qui, dans cette épreuve suprême, assiège l'homme déchu ; victime expiatoire, « il s'est fait chair » pour éprouver lui-même

> ..... que le chemin est rude
> Qui conduit de la mort à la béatitude.
>
> (LAPRADE, *Pernette*, chant VII, *Les noces*.)

Il a, comme nous et plus que nous, *sué et essuyé de son front la sueur de l'agonie.* — C'est ce que nous regrettons qu'ait omis de dire M. l'abbé Gratry dans sa réfutation, d'ailleurs si pressante et si vraie, des assertions de son habile antagoniste, M. Vacherot. (*Revue des Deux-Mondes*, 1er mars 1869.) — Évidemment la triomphante résurrection est moins dans l'esprit du drame réparateur de la Passion qu'en celui de la conquérante prédication ; et cela peut expliquer pourquoi deux des évangélistes n'ont pas, en retraçant les souffrances tout humaines de Jésus-Christ, rappelé sa prochaine ascension au ciel. M. Vacherot est plus chrétien qu'il ne le veut et ne le croit, lorsqu'il dit qu'à s'en tenir à saint Matthieu et à saint Marc (ou plutôt à saint Luc et à saint Jean ; car le philosophe affirme précisément tout le contraire de ce qui est), Jésus-Christ serait mort, non avec une consolante et radieuse confiance, mais dans une sombre et accablante tristesse. — C'est ce que témoignent d'ailleurs sa solennelle plaintive prière au Jardin des Oliviers. — Mon Père, écartez de mes lèvres cet amer calice, — et son dernier cri de douleur sur la croix. Mais ce n'était pas, comme notre philosophe s'efforce de le faire entendre, le désespoir humain de l'orgueilleux athée sur sa couche funèbre parfumée et couverte de roses. (*Revue des Deux-Mondes*, loc. cit.)

péché, est une preuve du dogme fondamental du christianisme, d'autant plus éclatante, que Jésus-Christ l'a prédite cent fois, dans les termes les moins ambigus : *Post tres dies resurgam.* Eh bien ! qu'imagine de dire, pour écarter cette preuve saisissante, l'un des plus puissants raisonneurs de la philosophie antichrétienne ? C'est que la prédiction, au plus haut degré démonstrative de la divinité du fils de Marie, se trouve bien quatre fois en deux des évangélistes ; mais qu'elle est inconnue aux deux autres ; et ces deux autres l'ont reproduite non pas quatre, mais onze fois, et dans les mêmes termes : *ab uno disce omnes.*

Le docteur Francis Devay, un médecin dont la santé humaine est l'affaire capitale, voit une preuve irréfragable de la vérité absolue de la religion chrétienne dans la sagesse souveraine de ses prescriptions hygiéniques [1]. Sans y attacher autant d'importance,

---

[1] L'esprit humain, dit-il, possède un critérium certain pour bien juger d'une religion. Si les pratiques qu'elle ordonne sont conformes aux besoins de l'organisme humain, que, par sa culture hygiénique, la plante humaine soit en voie de prospérité, l'on peut être sûr qu'en elle se trouve la vérité..... Lorsqu'une religion est vraie, elle doit nécessairement satisfaire aux deux faces de la nature humaine.....; elle est au contraire essentiellement fausse lorsqu'elle fait sortir l'homme de la sphère des lois naturelles et le conduit fatalement à une double dégradation. — Or, le christianisme a régénéré le monde, non pas seulement au point de vue moral, mais doublement, *et dans son esprit et dans sa chair;* il a fondé l'hygiène individuelle et l'hygiène sociale,

nous pensons que c'est encore une considération puissamment confirmative de celles d'un ordre plus élevé que nous avons indiquées.

XXXIII

Louis Cornaro, auquel il convient que nous revenions encore une fois, a été un ferme chrétien et un

et l'a comme indissolublement unie à la morale.— Saint Paul mesurant de son regard de génie la profondeur du cœur humain, y maintient un juste équilibre entre ses aspirations contraires, après avoir proclamé que *l'amour des choses de la chair est la mort, tandis que l'amour des choses de l'esprit est la vie. (Ad Rom.,* cap. VIII, v. 6.) — Et qu'on ne nous prenne pas pour un apologiste intéressé du culte catholique ; nous ne l'étudions que comme modificateur hygiénique ; aucune arrière-pensée ne nous inspire, et si nous arrivons à des conclusions qui soient favorables à l'élément catholique sous le rapport sanitaire, si nous lui accordons la supériorité sur les autres religions, c'est la force même des choses qui nous y amène.— Le paradis sensuel de Mahomet étouffe dans l'homme tout germe de perfectibilité.— Les autres législations orientales ne valent plus ou moins que par leurs emprunts à la civilisation mosaïque; hors de là, l'on ne peut y signaler que des écarts hygiéniques entraînant les plus funestes conséquences. — De soi-disant catholiques ont sans doute fourni des exemples d'étranges et déplorables aberrations; nous avons eu, nous Français, des *quiétistes, des convulsionnaires.* — Mais la hiérarchie du catholicisme a, par l'autorité des conciles et du pape infaillible, énergiquement réagi contre de pareils désordres, les a constamment désavoués et hautement condamnés, comme diamétralement opposés au véritable esprit du christianisme, comme en étant les mortels ennemis. (Ouv. précité, t. II, p. 334, 368, 326, 329, 359, 384, 337, 409, 378, 367, 415.)

ardent catholique. Ses quatre petits traités le pro-
clament pour ainsi dire à chaque ligne. — Simple
laïque, *il chante son office tous les matins, et il se
félicite de le faire à quatre-vingt-quinze ans,
d'une voix forte et assurée, et avec moins de fatigue qu'en sa jeunesse* [1]. « Ah ! Monseigneur (s'é-
« crie-t-il dans sa lettre solennelle au patriarche
« d'Aquilée, œuvre de sa quatre-vingt-onzième an-
« née), que vous trouveriez ma voix belle, si vous
« m'entendiez célébrer, aux accords de ma lyre,
« comme un autre David, les bienfaits du Dieu
« créateur ! vous seriez surpris et charmé des flots
« d'harmonie qui s'échappent de ma poitrine plus
« qu'octogénaire [2]. »

Dans les prolégomènes de son premier écrit, il
regarde l'hérésie de Luther comme l'un des plus
grands fléaux qui ont frappé l'Europe, et il espère
bien qu'avant de mourir il verra sa chère Italie
purgée de cette lèpre [3]. Et à ce sujet il s'y glorifie
d'avoir fait, d'un vaste terrain marécageux desséché
et assaini par ses soins, un populeux village catholique, et d'avoir ainsi *donné au Seigneur un temple,
des autels et des cœurs pour l'adorer* [4].

Dans les trois autres et particulièrement au der-

[1] Quatrième petit traité, p. 131, 132.
[2] P. 105.
[3] P. 3.
[4] P. 56.

nier, où il se dégage enfin de son vieux préjugé *de
la maligne influence des astres sur notre destinée* [3], il nous apparaît inspiré d'un esprit plus phi-
losophiquement, bien que non moins profondément
chrétien. — « La réflexion qu'il faut un jour mourir,
« dit-il avec une persuasive et touchante insistance,
« ne me cause aucune tristesse, aucun regret ; chré-
« tien sincère, intimement convaincu de la vérité
« de ma religion, et plein de confiance en la misé-
« ricorde et aux mérites de Jésus-Christ, je n'en-
« visage la mort que comme un passage nécessaire
« pour arriver au ciel. Je jouis comme par antici-
« pation des biens infinis que la bonté de Dieu nous
« y prépare, et je rendrai avec joie, dans son sein,
« en chantant ses louanges, ce soupir suprême,
« commencement d'une vie incomparablement plus
« heureuse encore que celle dont je sortirai, peu
« soucieux d'ailleurs de toute ma gloire mortelle [2]. »

XXXIV

A l'exemple et à l'autorité de Louis Cornaro, nous
joindrons ici l'exemple et l'autorité du vénérable

[1] P. 111, 112 ; *add.* p. 75, 76 et *passim.*
[2] P. 116, 117, 137, 138, 139 ; *add.* p. 50, 66, 69, 72, 132.

cardinal de Salis qui, courant sa cent-dixième
année, écrivait d'une main ferme, dans toute la force
et la lucidité de sa haute intelligence :

« Si je suis arrivé à l'âge des patriarches, c'est
« par la tempérance, par un exercice régulier des
« facultés du corps et de l'esprit, et surtout par une
« scrupuleuse obéissance aux saints commande-
« ments de Dieu, dont la pieuse et consolante pra-
« tique a toujours maintenu mon âme dans un état
« de calme et de sérénité [1]. »

[1] C'est par cette foi vivifiante, calme et sereine que de
savants médecins hygiénistes expliquent la prodigieuse longévité de tous ces anachorètes, dont les excessives austérités sembleraient avoir dû encourir les censures de l'Eglise
comme étant un lent suicide. — L'on en cite un grand
nombre qui, ne prenant pour toute nourriture que quelques
herbages crus, ont dépassé de beaucoup la limite d'un siècle:
saint Paul, fondateur de la vie érémitique en Orient;
saint Antoine, saint Romuald, saint Macaire qui, restant
debout tout le carême, ne mangeait que le dimanche, et quelques feuilles de salade; saint Siméon, qui ne faisait habituellement qu'un chétif repas par semaine..... (NOIROT, *Art de
vivre*, etc., p. 108, 163.) — Ils ne pouvaient être soutenus dans
cette lutte surhumaine, disent nos docteurs, que par leur
ardente et profonde conviction ; l'inébranlable et forte espérance d'un grand bien a pu seule leur conserver jusqu'à l'âge
le plus avancé une santé que les autres conditions de leur
vie religieuse devaient détruire.

Et de curieuses statistiques viennent à l'appui de cette
explication. — Les recherches d'un M. Casper, cité avec éloge
par le docteur Francis DEVAY (ouv. précité, t. ı^{er}, p. 168,
169), montrent la longévité allant par une progression dé-
croissante des classes les plus soumises aux devoirs religieux
aux classes les plus désordonnées. Sur le tableau dressé par

Cela confirmerait au besoin ce qu'en ses leçons
précitées sur la divinité du christianisme, enseignait

cet observateur, on voit que ce sont les théologiens qui
tiennent le haut de l'échelle, dans une proportion numérique
remarquable; nul doute qu'ils ne doivent cette plus grande
durée de leur vie à des habitudes d'ordre et de régularité et
surtout à la mise en pratique des préceptes religieux, salutaires objets de leurs méditations; ils y puisent d'une part
une renonciation calme aux choses de ce monde, et puis
cette douce résignation, bien différente de la résignation
humaine, stoïque et forcée, qui double le malaise de la nature morale froissée par le malheur. La longévité de ces
chrétiens de fait et de doctrines ne peut être autrement
comprise; car ils se trouvent, par rapport aux autres pro-
fessions, en des conditions physiologiques défavorables; la
plupart sont célibataires, et d'après les travaux d'autres
statisticiens, le célibat compte peu d'individus qui soient
parvenus à un très grand âge.

Il a été également bien constaté que le régime des trappistes, si implacablement dur, si en dehors de toutes les
règles de l'hygiène vulgaire, non seulement n'abrégeait point
leur vie, mais en reculait la limite moyenne au delà de tout
ce que l'on pouvait imaginer. (NOIROT, *Art de vivre*, etc.,
p. 109.)—Disons cependant que si l'alimentation des trappistes
est d'une simplicité — des légumes cuits à l'eau pure, — qui
semble refuser toute satisfaction aux impérieuses exigences du
goût, elle est néanmoins essentiellement saine. Il paraîtrait
même qu'avec le temps elle devient agréable. Cette énorme
masse de légumes de toute espèce, soumise à une ardente et
longue cuisson, trouve en elle-même par la vive action du feu
de salutaires assaisonnements qui la rendent suffisamment
savoureuse et très sympathique à l'estomac. — Les règle-
ments d'ordres religieux, sanctionnés par l'Église, sont à
tous les points de vue nécessairement conservateurs. — « L'on
« demandait à un vieillard de l'âge le plus avancé (raconte
« Martin Pansa, cité par le docteur TURCK, *Hygiène de la*
« *vieillesse*), de quels moyens il s'était servi pour vivre si

courageusement Charles Lenormant à un auditoire peu favorablement prévenu : *que le christianisme a été, dans un ordre secondaire, destiné à faire le bonheur de l'homme en cette vie même.*

« Ayez la foi (avait dit le grand Bossuet, au double
« point de vue du temps et de l'éternité), et quoi que
« vous puissiez souffrir, vous bénirez l'heure de
« votre naissance ; vous vous réjouirez de vos plus
« cruelles misères par la sublime espérance d'une
« glorieuse immortalité [1]. »

En deux mots :

> Jetons notre ancre au Ciel et le plus sombre orage
> Nous trouvera sans peur des périls du naufrage.

« longtemps. J'ai été chaste et *n'ai rien mangé de cru,*
« répondit-il. » — C'est précisément là l'hygiène physiologique de la Trappe.

[1] Correspondance avec le duc de Perth converti au christianisme catholique par ce dernier Père de l'Eglise.

EPILOGUE

Quelqu'en dehors de nos *us* et *coutumes* littéraires
que soit ce petit sermon hygiénique, que nous aurons
vécu soixante ans avant de le prêcher, — ce qui paraîtra peut-être encore fort excentrique, — tous les
bien-aimés lecteurs auxquels nous nous adressons
spécialement, en concluront sans doute avec nous :

D'une part, que ce que la nature réprouve et punit
d'une mort douloureuse et prématurée, c'est le vice,
la débauche, l'immoralité, les lectures malsaines qui
ne laissent à l'esprit et au cœur que vide et malaise,
l'oisiveté, l'ignorance, le scepticisme irréligieux,
l'impitoyable et sensuel égoïsme qui en est le logique
produit ;

D'autre part, que ce qu'elle approuve, bénit et récompense par de longs jours sans infirmités, par
un dénouement au drame de la vie sans vives souf-

frances et plein de foi à d'éternelles félicités, c'est la
sobriété, la tempérance, la frugalité, la fidélité con-
jugale si honorée par Lucrèce même[1], la constance et la variété dans le travail, l'incessante culture de l'intelligence, l'exercice soutenu et régulier
des facultés du corps et de l'âme, les sentiments de
haute probité, d'honneur, de dévouement éclairé, de
sage bienfaisance...

Et s'il fallait à ce renoncement, commandé par la
loi de Dieu, à de coupables sensualités, des compensations présentes, d'innocentes et nobles jouissances, n'est-ce rien, et pour la jeunesse, et pour l'âge
mûr, et pour la vieillesse, que de se trouver, par une
digestion prompte et facile, toujours disposé à la
gaieté, à la bienveillance[2], au lieu de subir la pesante tristesse et les sombres impatiences d'un gastrolâtre indigéré[3]; que d'avoir, dans le repos réparateur d'un calme et léger sommeil, la sympathique
visite d'angéliques figures aux plus aimables sou-

---

[1] Qui croirait que ce vers charmant :

Castaque privatæ veneris connubia læta,

est du chantre de la formation de l'homme par la réunion
fortuite d'atomes corpusculaires? Encore un élément spiritualiste introduit en fraude dans ce désolant matérialisme.

[2] *Sanitas et animæ et corpori sobrius potus.* (Ecclésiastique, xxxv, 37.) La tempérance est la gardienne de la
santé et de la bonne humeur.

[3] *Amaritudo animæ vinum multum potatum.* (Ecclésiastique, xxxv, 39.) L'excès du vin est l'amertume de l'âme

rires[1], au lieu d'être, dans un lourd et fiévreux assoupissement, torturé par d'affreux cauchemars [2]?

N'est-ce rien, dans la traditionnelle période d'une inerte caducité, que d'être transporté d'admiration au Polyeucte de Corneille ; que de fondre en douces larmes au touchant dévouement de l'Iphigénie de Racine ; que d'éclater d'un franc rire aux *Précieuses* de Molière ; que d'applaudir de toutes mains à la *Flûte enchantée* de Mozart [3]?

[1] *Somnus sanitatis in homine parco; dormiet usque ad mane, et anima illius cum ipso delectabitur.* (Ecclésiastique, xxxv, 24.) L'homme sobre aura un sommeil bienfaisant ; il dormira paisiblement jusqu'au matin, et l'âme sera réjouie autant que le corps éprouvera de bien-être.

[2] *Vigilia, cholera et tortura viro infrunito.* (Ecclésiastique, xxxv, 23.) Les douloureuses insomnies sont le partage de l'homme intempérant.

[3] Voici comme nous avons récemment apprécié Mozart, par une petite épître et par un sonnet adressés à deux aimables personnes qui, avec une bienveillance dont nous sommes vivement touché, nous le font entendre dans toute sa noble et suave expression :

ÉPITRE

Si par le faible jeu d'un archet inhabile,
Mozart captive encor mon oreille indocile ;
Par vos touches d'ivoire il ravive ce cœur,
Bravant du temps jaloux l'implacable rigueur ;
Quatre-vingt-cinq hivers entassés sur ma tête
N'auront point, grâce à vous, achevé ma défaite.
A plaisir dégagé des misères du corps,
Devenant pur esprit à vos nobles accords,
Je m'enivre au long cours d'une sombre soirée
Des plus vives clartés de la voûte azurée.
C'est ainsi que je vois luire sur mes vieux ans
De quelques beaux soleils les rayons bienfaisants.

16

Quelle plus généreuse et plus abondante source
d'heures fortunées que de conserver dans toute sa

Et que vous savez bien, à l'aide du grand maître,
De votre main légère, à vos lois me soumettre !
Tantôt vous allégez mes morales douleurs
Par un largo touchant qui fait couler mes pleurs ;
Tout à coup dans mon cœur, à la tristesse en proie,
Un majeur triomphant ramènera la joie ;
D'autres fois en mon âme un suave allégro
D'une céleste voix réveillera l'écho ;
Ou d'un hardi mineur la note pénétrante
Donne un nouvel essor à ma verve expirante.

Tout surabonde au chaste et sublime Mozart ;
Son rival Beethoven n'a point dégradé l'art ;
Un tiers de siècle, il s'est, roi de la symphonie,
Produit comme un fécond, grave et puissant génie.
Rossini largement vous donne à moissonner ;
Dans notre Boieldieu vous aimez à glaner.
Mais vous vous arrêtez devant la décadence ;
Vous ne descendez point au banal air de danse ;
Repoussant l'indécente et vulgaire polka ,
Pourriez-vous vous souiller des chants de Thérésa '

Par là vous défiez l'indiscrète critique
Qui prétendrait chez nous proscrire la musique.
Comme nous ravalant au sybarisme goth.
Melpomène elle-même a son Victor Hugo ;
Mais les plates horreurs dont il nous assassine,
N'ôteront jamais rien à Corneille, à Racine.
Ainsi l'ignoble Hervé, l'histrion Offenbach
Ne feront point Mozart bon pour le porte-sac ;
Le sensuel Verdi, Wagner le réaliste
Ne nous le rendront pas moins spiritualiste.
De ce grand créateur l'astre resplendira,
Et d'un éclat plus vif, quand l'oubli pèsera,
Par tout son poids vengeur, sur ces altiers Pigmées,
Dont de menteurs succès ont fait les renommées.
Ne nous offrant toujours que la coupe de miel,
De nos plus bas instincts nous ravissant au ciel,
Mozart sera pour nous l'éternelle jeunesse ;
Il n'est point pour le beau de caduque vieillesse ;
Car le beau, c'est le vrai ; car une vérité
Reste jeune à travers toute l'éternité.

vivacité le sentiment inné du Beau? Quoi de plus propre à nous rajeunir et à empêcher que nos pen-

SONNET

Digne interprète de Mozart,
De la note irritante à Paris applaudie,
Vous interdisant l'âcre et fausse mélodie,
D'Euterpe, de tout cœur, vous faites aimer l'art.

Mais vous ne jetez point un dédaigneux regard
Sur ses huit nobles sœurs..... La grave tragédie.
Le poëme touchant, l'aimable comédie,
    De vos loisirs ont une part.

    Et le grand artiste lui-même,
De modestes vertus, de modestes talents
    Orna son royal diadème.

Philosophe chrétien, de sublimes élans
    L'ont porté jeune au rang suprême,
Où l'on brave à jamais les injures des ans.

Ce sonnet d'hier nous semblerait encore mieux témoigner combien nous restons sensible au mélodieux langage d'une saine et morale musique; c'est peut-être ce que nous aurons fait de plus jeune :

A MADAME LA COMTESSE DE C***

ET A SA JEUNE SŒUR

Notre siècle égoïste est rude à la vieillesse;
Quatre-vingt-six hivers, hélas! y sont bien lourds;
Tous ces gens affairés sont aveugles et sourds;
Leur foule impatiente et passe et me délaisse.

Qui donc va soutenir ma croissante faiblesse;
Contre de noirs chagrins où sera mon secours?
Ne me plaignez pas trop, car je dois d'heureux jours
A votre noble, aimable et pieuse jeunesse.

Triste, je viens à vous; votre accueil gracieux
Dissipant les vapeurs d'une sombre insomnie,
Me donne tout d'abord un front moins soucieux,

sées ne grisonnent comme, nos cheveux et notre barbe[1] ?

N'est-ce rien enfin, dans la néfaste phase d'une seconde et rétrograde enfance, que de croître à des yeux, même favorablement prévenus, — trop sans doute, — en force morale, en fidèle mémoire, en vive intelligence, et de s'entendre répéter sur tous les tons :

Chez vous tout a marché, tout excepté le temps ?

Le célèbre Bichat disait que le goût était le *dernier*

Puis de vos voix de sœurs la touchante harmonie,
Sous tant d'épais glaçons réchauffant mon génie,
Me fait parler encor le langage des dieux.

Hélas ! nous n'entendrons plus l'une de ces deux voix, qui vient de se consacrer exclusivement au vrai Dieu.

[1] C'est ainsi que la vieillesse, alors qu'elle flétrit le corps, semble rajeunir l'âme (LACORDAIRE , *Correspondance intime*); que l'esprit peut être radieux de vigueur sur les ruines mêmes de la matière.— Que de virilité dans les idées, dans les sentiments, dans la parole, dans les souvenirs de ces heureux vieillards ! Ce sont des fruits d'automne autrement savoureux que ceux du printemps ! (RÉVEILLÉ-PARIZE, *Hygiène des hommes de lettres*, t. 1er, p. 241.)

« Les beaux-arts, dit à son tour le docteur Francis DEVAY, t. 1er, p. 13 et suiv., c'est-à-dire la réalisation sous des formes matérielles du beau et du bien , exaltent la sensibilité et procurent à l'homme de nobles jouissances qui, loin de l'épuiser, le maintiennent dans un calme harmonique..... Ils enfantent le sentiment d'admiration qui, en nous identifiant avec les objets de son culte, nous porte à grandir avec eux... Les jouissances de la sensibilité physique laissent toujours après elles une sensation d'anéantissement, tandis que les jouissances de la sensibilité morale réveillent en nous le sentiment de notre immortalité. »

*fil auquel se trouvait suspendu le bonheur d'exis-
ter;* la faculté de penser et l'intuition des clartés
célestes que nous conserve la tempérance sont assurément d'un bien autre prix. Survivre avec toutes
nos forces aux passions qui nous égarent, c'est le
plus grand des bonheurs, comme l'a si bien exprimé
le moraliste Joubert [1]. Parcourir une longue et laborieuse carrière, toujours jeune de visage, d'esprit
et de cœur, que peut-on désirer de mieux en atten-
dant l'éternité ?

Et confessons-le, peut-être aurions-nous pu [2],
comme nous l'avons plusieurs fois fait pressentir,
nous donner, par une observance plus exacte de nos
propres prescriptions, une carrière plus longue en-

---

[1] *Pensées,* tit. x.

[2] Sans parler des chagrins auxquels nous ne pouvions
échapper, nous nous sommes fait bien des jours nuageux et
des nuits sans sommeil, par la rudesse intempestive de nos
paroles et la regrettable violence de nos répliques. — Nous
aurons encore été profondément et cruellement éprouvé par
l'arrogant triomphe du peuple qu'a façonné le roi voltai-
rien Frédéric II, dit le Grand; mais notre double hygiène
semble devoir aussi nous donner la force physique et morale de surnager au lamentable naufrage de notre honneur
national. — Grand Dieu! que pouvait-on attendre d'un
homme, Bonaparte ou non, qui nous a gouvernés vingt ans
par la corruption, et nous a, par la dégradation des caractères, fait descendre au dernier rang des sociétés euro-
péennes? — C'est une autre résurrection à espérer du sanglant sacrifice qui nous châtie, auquel les sacrificateurs
eux-mêmes devaient fournir et ont fourni un nombre égal
de victimes plus ou moins innocentes.

core et mieux remplie. Nous ne fatiguerons pas nos
lecteurs bénévoles de nos impuissants regrets; nous
avons déjà trop méconnu que, quelque modestement
que l'on parle de soi, il y a toujours plus de modestie
à n'en pas parler du tout.

Adieu donc, cher lecteur ; ton bienveillant regard
Me fait presque espérer que la santé perdue,
A ton corps défaillant demain sera rendue
Par ces conseils tombés sous tes yeux par hasard.

Et que l'âme immortelle en ait la bonne part !
Le plus fort trouve enfin le bout de l'avenue,
Où la mort, d'un bras dur, frappe le coup qui tue,
Sans qu'aucune hygiène y mette un bref retard.

Surtout, lorsque adviendra la crise redoutable,
En échange du temps donnant l'éternité,
Jette bas le fardeau qui maintenant t'accable;

Et que le Dieu clément dans sa sévérité,
T'appelle, hors des rangs de la foule coupable,
A partager sa gloire et sa félicité.

FIN

DIJON

IMPRIMERIE DARANTIERE

Hôtel du Parc, rue Chabot-Charny

SPÉCIALITÉ POUR LES IMPRESSIONS EN COULEURS